荣 获

◎ 第七届统战系统出版社优秀图书奖

◎ 入选原国家新闻出版广电总局、全国老龄工作委员会
办公室首届向全国老年人推荐优秀出版物名单

◎ 入选全国图书馆2013年度好书推选名单

◎ 入选农家书屋重点出版物推荐目录（2015年、2016年）

失眠
（第二版）

名医与您谈疾病丛书

学术顾问◎钟南山 陈灏珠 郭应禄 王陇德

总　主　编◎吴少祯 葛均波 张雁灵 陆林

执行总主编◎夏术阶 李广智

编　著◎王文昭 赵瑛

中国健康传媒集团
中国医药科技出版社

内 容 提 要

本书是一本关于睡眠相关知识的实用科普书，全书共分为常识篇、病因篇、症状篇、诊断与鉴别诊断篇、治疗篇和预防保健篇六个篇章，从中、西医两个角度进行系统阐述，以问答形式介绍相关内容。全书通俗易懂，具有很强的科学性、可读性与实用性，可供临床医生、患者及家属阅读使用。

图书在版编目（CIP）数据

失眠 / 王文昭，赵瑛编著 . — 2 版 . — 北京：中国医药科技出版社，2021.1
（2024.9 重印）（名医与您谈疾病丛书）
ISBN 978-7-5214-2003-6

Ⅰ.①失… Ⅱ.①王…②赵… Ⅲ.①失眠—防治—普及读物 Ⅳ.① R749.7-49

中国版本图书馆 CIP 数据核字（2020）第 170655 号

美术编辑 陈君杞
版式设计 南博文化

出版 **中国健康传媒集团** | 中国医药科技出版社
地址 北京市海淀区文慧园北路甲 22 号
邮编 100082
电话 发行：010-62227427 邮购：010-62236938
网址 www.cmstp.com
规格 710×1000mm $^1/_{16}$
印张 12 $^3/_4$
字数 200 千字
初版 2009 年 4 月第 1 版
版次 2021 年 1 月第 2 版
印次 2024 年 9 月第 3 次印刷
印刷 北京金康利印刷有限公司
经销 全国各地新华书店
书号 ISBN 978-7-5214-2003-6
定价 38.00 元

获取新书信息、投稿、为图书纠错，请扫码联系我们。

出版者的话

党的十八大以来，以习近平同志为核心的党中央把"健康中国"上升为国家战略。十九大报告明确提出"实施健康中国战略"，把人民健康放在优先发展的战略地位，并连续出台了多个文件和方案，《"健康中国2030"规划纲要》中就明确提出，要加大健康教育力度，普及健康科学知识，提高全民健康素养。而提高全民健康素养，有效防治疾病，有赖于知识先导策略，《名医与您谈疾病丛书》的再版，顺应时代潮流，切合民众需求，是响应和践行国家健康发展战略——普及健康科普知识的一次有益尝试，也是健康事业发展中社会治理"大处方"中的一张有效"小处方"。

本次出版是丛书的第三版，丛书前两版出版后，受到广大读者的热烈欢迎，并获得多项省部级奖项。随着新技术的不断发展，许多观念也在不断更新，丛书有必要与时俱进地更新完善。本次修订，精选了44种常见慢性病（有些属于新增病种），病种涉及神经系统疾病、呼吸系统疾病、消化系统疾病、心血管系统疾病、内分泌系统疾病、泌尿系统疾病、皮肤病、风湿类疾病、口腔疾病、精神心理疾病、妇科疾病和男科疾病等，分别从疾病常识、病因、症状表现、诊断与鉴别诊断、治疗和预防保健等方面，进行全方位的解读；写作形式上采用老百姓最喜欢的问答形式，活泼轻松，直击老百姓最关心的健康问题，全面关注患者的需求和疑问；既适用于患者及其家属全面了解疾病，也可供医务工作者向患者介绍病情和相关防治措施。

　　本丛书的编者队伍专业权威，主编都长期活跃在临床一线，其中不乏学科带头人等重量级名家担任主编，七位医学院士及专家（钟南山、陈灏珠、郭应禄、王陇德、葛均波、陆林、张雁灵）担任丛书的学术顾问，确保丛书内容的权威性、专业性和前沿性。本丛书的出版不仅是全体患者的福音，更是推动健康教育事业的有力举措。

　　本丛书立足于对疾病和健康知识的宣传、普及和推广工作，目的是使老百姓全面了解和掌握预防疾病、科学生活的相关知识和技能，希望丛书的出版对于提升全民健康素养，有效防治疾病，起到积极的推动作用。

中国医药科技出版社

2020年6月

再版前言

    随着现代社会的不断发展、工作和生活节奏的加快，失眠已经成为城市和乡村的常见病和多发病。本书是一本关于睡眠的实用科普书。全书重点介绍了睡眠的相关知识、失眠的病因、失眠的临床表现和防治。

    本书由具有多年临床经验的医生编写，全书共分为常识篇、病因篇、症状篇、诊断与鉴别诊断篇、治疗篇、预防保健篇六个篇章，从中医学和西医学两个角度进行系统阐述，较为详尽地逐一解答了相关问题。全书内容通俗易懂，具有很强的科学性、可读性与实用性，可供临床医生、患者和家属阅读使用。需要注意的是，本书中推荐的治疗药物剂量仅供参考，因存在个体差异等因素，在用药前需要咨询专业医生，在专业医生指导下用药。

    由于水平有限，书中难免有不足之处，敬请广大读者批评、指正！

编者

2020年9月

目录

常识篇

病因篇

症 状 篇

诊断与鉴别诊断篇

治 疗 篇

预防保健篇

常识篇

- ◆ 什么是睡眠?
- ◆ 什么是正常的睡眠?
- ◆ 什么是生物钟?
- ◆ 生物钟对睡眠有影响吗?
- ◆ 什么是褪黑素?
- ◆ ……

什么是睡眠？

　　睡眠是恒温脊椎哺乳动物的一种行为状态，和觉醒一样，都是生命活动所必须的。人的一生中大约1/3的时间在睡眠中度过，以保证机体各种生理功能的正常与稳定。睡眠的定义：由于脑的功能活动而引起动物的生理性活动低下，给予适当的刺激可使之达到完全清醒的状态。但是这个定义仍不完善，因为人体的许多生理功能在睡眠时相对更加活跃。人在开始入睡时，机体逐渐丧失对外界的注意，体验到幻觉和身体空间运动的错觉；入睡后，精神活动仍在持续，在唤醒后能回忆出一些带有思想的事物。睡眠中，人们表现出运动活动、闭眼和躯体肌张力降低。由于对外界刺激的阈值提高，并随着睡眠逐渐由浅入深，动物和人对外界刺激的不反应性也逐渐转深，完成睡眠过程。人类睡眠具有以下4个特点：卧床或无活动力的姿态；对刺激反应阈值提高；具有可以鉴别的脑电图改变；精神活动效率降低。

什么是正常的睡眠？

　　很多人认为，一觉睡到天亮是正常睡眠，否则就是有问题的睡眠。在门诊，我们常常会听到这样一些诉说，如：后半夜易醒，醒了以后再入睡后就做梦；整晚的做梦，一晚都没睡觉；睡得再晚，每天早上还是像平常相同时间醒来等。那么，这些人的睡眠是否是异常的呢？我们首先来看看正常的睡眠。在人类，正常的睡眠是由慢波睡眠和快波睡眠两种睡眠形式组成的。在夜间的睡眠过程中，快波睡眠和慢波睡眠交替出现。例如，一个正常成人夜间睡眠8小时，那么他在睡眠开始时首先进入慢波睡眠期（由瞌睡期逐渐进入慢波睡眠第1期、第2期、第3期和第4期），随着期数的延续，睡眠逐渐加深，持续80~120分钟（平均约为90分钟），然后进入第一次快波睡眠，持续约5分钟后，再进入下一次慢波睡眠。慢波睡眠和快波睡眠如此循环往复，每晚出现3~5个循环周期，构成了8小时的睡眠。当然，每个周期的循环不都是机械性的，虽然总的规律都是从慢波睡眠第

1期开始，但每个周期中的慢波睡眠各期并不一定都出现，其中深睡眠期的第3期和第4期主要分布在睡眠的前半夜，而属于浅睡眠的第1期和第2期主要分布在睡眠的后半夜。因此，零点后每次慢波睡眠期的睡眠深度逐渐变浅，不再进入第4期，人们在后半夜比较容易觉醒。快波睡眠持续时间的长短是因人而异的，一般而言，凌晨后的快波睡眠持续时间越来越长，每次可持续10~30分钟，由快波睡眠期逐渐觉醒。睡眠较浅的人和夜间工作而较晚睡觉的人快波睡眠持续时间短。从睡眠周期不难看出，人类的睡眠过程并非是一个由浅入深并持续到天亮的过程，而是深一阵，浅一阵，深浅睡眠循环往复，直至完全清醒。

因此，一个人后半夜容易醒和多梦是正常的睡眠表现，而一个人感觉整晚没睡觉，一夜都在做梦，说明其睡眠中出现快波睡眠的次数较多或者每一次都从快波睡眠中醒来。

什么是生物钟？

生物钟是人体调节睡眠与觉醒的重要机制。我们的祖先在漫长的进化过程中，随着自然环境的不断变化而逐渐适应环境（就是所谓的"适者生存"），形成了日出而作、日落而息的生活习惯。当这种昼夜节律变成我们人体自身的固有节律后，人体就自然而然地具有感知昼夜变化的能力了，就好像在体内建立了一个"时钟"，从时间上调节机体的生理功能，这种现象被人们形象地称为"生物钟"。科学家已经发现，高等动物的生物钟位于大脑一个称为"视交叉上核"的神经细胞核团中。当人完全与外界环境隔绝，住在一个没有任何可能得到时间信息的地下室内，也可以根据自己的习惯开灯、关灯、起床、进餐、读书和就寝。这说明，即使没有外部环境因素，机体的昼夜节律依然存在，只不过这种状况下的生理节律比24小时稍长，为24.2~25.0小时，而且睡眠-觉醒周期趋向延长，每天受试者就寝和起床的时间也比正常情况要晚一些。这种节律是在完全排除了来自外界刺激的特定条件下表现出来的，是自由运转节律，是属于机体固有的一种节律，这就是生物钟。

生物钟对睡眠有影响吗？

生物钟决定了我们在白天清醒、在夜间睡眠。当生物钟遭到破坏，人的生物节律就不能保持原有的模式，无法与外界环境的节律保持一致，可能会出现白天睡觉、夜间清醒、原有的作息规律被打乱的情况。典型的例子是盲人的睡眠。对于先天性盲人来说，由于他们的生物钟没有很好地发育，日光不能调节其睡眠和觉醒的节律，因此，他们常常不能遵循24小时的作息规律，而表现为连续24小时甚至更长时间的无眠，随后出现14小时以上的睡眠。由于他们的睡眠节律紊乱，导致他们中的大多数人不能从事有规律的社会活动，影响其就业和生活。因此，我们可以认为，生物钟对人类的睡眠–觉醒周期具有重要的作用，健全的生物钟能保证人类的睡眠时间与外界环境的协调统一，进而保证人类社会功能的完整性。

什么是褪黑素？

褪黑素是脑内松果体分泌的一种激素。褪黑素分泌的节律性主要受到光线的调节。它的昼夜分泌节律与睡眠的昼夜节律之间有着固定的相位关系，因此，褪黑素的分泌节律被认为是外因性节律。它在每日的夜间合成和分泌，其主要生理功能是将光–暗周期的信息传递给体内的生理活动。它的分泌代表夜晚的长度，不分泌则代表白天的长度。受白天长度和光强度影响的那些生理功能以及白天的各种生理和行为，如睡眠、觉醒和核心体温等最可能受褪黑素的影响。

褪黑素对睡眠有影响吗？

褪黑素通过对生物钟的调节而影响睡眠。在低等生物如青蛙，松果体通过一个"长柄"连接到皮肤下面，在这一"长柄"的前端存在着像眼睛一样的感光细胞，当光线照射到皮肤时，松果体能感受到太阳光线的能量，从而辨别明暗。而在人类，光线的明暗信号是通过眼睛感知再进一步传导到松果体的。正是由于夜间褪黑素的分泌，才能诱导睡眠的发生和持续。因此，临床上常常应用褪黑素来治疗由于昼夜节律紊乱引起的失眠患者。

有关睡眠的学说有哪几种？

西医学认为，睡眠是动物经过长期进化于后天获得的一种生理功能。有关睡眠学说主要有以下4种。

（1）血液中毒学说。这一学说认为生物体内存在一种"睡眠促进物质"，这种物质最早是由法国学者皮隆和艾德证明的。他们将从非常困倦的动物体内抽出的血液，注入正常动物体内，发现觉醒的动物很快就入睡了，将血液换成脑脊液也出现相同的现象。目前，最早的科学研究也发现，人脑中存在一种活性糖肽类物质参与睡眠的发生，又称为S因子。

（2）睡眠中枢学说。瑞士科学家应用埋藏电极刺激法证实，"睡眠中枢"在大脑皮质丘脑下、大脑底部第三脑室后。将电极放在动物丘脑下的后部，通电后动物很快由觉醒进入睡眠，而在其他位置放置电极则不会引起动物进入睡眠。

（3）上行网状系统阻断学说。上行网状激活系统是传导外界刺激和机体内部各种刺激的通路，它起着维持人的基本觉醒状态的作用。动物实验发现，如果切断网状结构会使动物失去知觉，此时该动物的脑电图和被催眠或麻醉的动物脑电图完全一致。因此，科学家推论，当人体疲劳时，网状系统会自动阻断来自肌肉、关节和皮肤等的上行冲动的传导，从而使大脑进入抑制状态。

（4）自律神经系统学说。科学家认为，大脑边缘系统不仅是人的情绪和本能的高级中枢，也与睡眠-觉醒节律密切相关，因为边缘系统与自律神经系统调控有密切的关系。交感神经和副交感神经交替兴奋和抑制的结果是产生睡眠现象。参与这一过程的神经递质有5-羟色胺、去甲肾上腺素、多巴胺和乙酰胆碱等。

　　总的来说，有关睡眠的学说很多，每一种都有一定的实验基础，但对睡眠机制的深入了解和认知，还有待于今后大量的科研工作来进一步揭示。

怎样确定是否处于睡眠状态？

　　如何确定一个个体是否处于睡眠状态，是一个经常遇到的问题，也是睡眠与意识障碍、无睡眠感等情况进行鉴别的主要依据。可以通过睡眠期间的3个检查——脑电图（EEG）、眼电图（EOG）和肌电图（EMG）与觉醒区别。给人和动物测定整夜的脑电活动，可以发现睡眠期间的脑活动并非处于静止状态，而是表现出一系列主动调节的周期性变化。它能客观地反映出睡眠各阶段的特征，还能对睡眠进行分期，当δ波在脑电图中占优势时，人处于深度睡眠阶段。此外，通过肌电图记录可知，肌紧张逐渐降低而且大部分躯体肌肉的肌紧张可以消失。眼电图记录眼球运动、快速眼动和非快速眼动的周期变化，可以确定这个个体是否处于睡眠状态。个别表现为无睡眠感的人（人在睡眠但自觉未睡眠），可以在他睡眠期间用墨水棉签给他面部画上记号，待他觉醒后，追问他是否知道，如果患者不知道，又不承认自己是在入睡之中，就可以确定患者患有无睡眠感症。如果患者处于昏睡等意识障碍中，脑电图不可能呈现睡眠状态的特征变化，而且患者不能被唤醒。

睡眠是如何分期的？

　　1928年，有科学家在研究中观察到，熟睡婴儿的呼吸频率和肢体肌肉运动出现有规律的变化，而且在肌肉运动增加的同时，出现眼球的快速运动。通过脑电图、眼电图和肌电图的不断发展和广泛应用，发现这些活动有着很强的周期性。根据睡眠期间有无快速眼球运动，有学者提出了睡眠分期，将眼电图记录到的快速眼球运动睡眠阶段定义为快速眼球运动睡眠，与此相对应的无快速眼球运动睡眠阶段定义为非快速眼球运动睡眠，并在国际上通用。

什么是慢波睡眠?

慢波睡眠即非快速眼球运动睡眠（正相睡眠）。人在入睡后，首先进入慢波睡眠期，在此期，人的全身代谢减慢，脑血流量减少，呼吸平稳，心率减慢，血压下降，全身肌肉松弛，肌电图平坦。由于此期眼球不做快速转动，因此称为非快速眼动期。此时的脑电图与人在清醒时的脑电图比较是慢而同步的，故又称为慢波睡眠或同步睡眠。

慢波睡眠期是从入睡到深睡的过渡，脑电图会出现4~5个不同的变化期，分别称为1、2、3和4期睡眠。入睡时，首先进入瞌睡期，这是由清醒到入睡的过渡时期，在此期脑电图显示α波减弱，人体对周围的环境仍保存有注意力，但觉得发困，想睡觉。随后，进入入睡期（第1期睡眠），在这一期，人体对外界的刺激反应消失，脑电图显示为低电压θ和β波，随着睡眠的加深，脑电波由于同步而变慢，出现一种特殊的组合波。此期维持时间较短，一般为1~7分钟。此期多数人的感觉是似睡非睡或者是迷迷糊糊，还有的人有身体在空中漂浮的感觉。接着，睡眠进入浅睡期（也称为第2期睡眠），在此期，脑电图可出现棱形睡眠波，全身肌肉放松，眼球几乎不活动。紧接着睡眠转入中－深度睡眠期（也称为第3期睡眠），脑电图出现K复合波，由先负相后正相的慢波组成，δ波在20%以上，但不超过50%，在此期入睡者不易被唤醒。第4期睡眠是深度睡眠期，脑电图呈现的是波幅慢而高（75mV以上）的δ波，占50%以上。整个慢波睡眠全程历时约90分钟，之后进入快速眼动期。

慢波睡眠的生理意义是什么?

慢波睡眠是促进人体生长、消除疲劳和恢复体力的主要方式。当白天从事剧烈运动后，夜间慢波睡眠可增加1倍左右，以消除机体疲劳。慢波睡眠期，全身代谢减慢，以利于合成代谢、恢复体力。更重要的一点是，慢波睡眠期间，脑垂体的各种促激素分泌增多，尤其是生长激素的分泌，主要发生在深度睡眠期。生长激素除了促进儿童生长发育外，还有助于蛋白质和核糖核酸的合成，以促进全身细胞的新陈代谢，有利于机体养精蓄锐。随着年龄的增长，生长激素分泌逐渐减少，50岁以上的人深睡眠期逐渐减少可能与此有关。

什么是快波睡眠？

快波睡眠又称为快速眼球运动睡眠（异相睡眠）。在这一睡眠期，眼电图出现快速水平眼球运动（50~60次/分），肌电活动较慢波睡眠显著减少，肌电图可完全平坦，脑电图重新出现与觉醒类似的状态，为低幅快波、θ波及间歇性低波幅 α 波，因此称为快波睡眠。在此期，睡眠者脑代谢与脑血流量增加，自主神经功能活动不稳定，表现为呼吸浅快、心率加快、血压升高、脸部和四肢频繁出现抽动，男性可有阴茎勃起。

在睡眠活动中，我们不能直接由觉醒状态进入快波睡眠期，只能从慢波睡眠开始入睡。但是，我们可以从睡眠的任何时期直接转为觉醒状态，尤其是在快波睡眠期觉醒的概率更大。

快波睡眠的生理意义是什么？

快波睡眠只在哺乳动物及人类中存在，因此，快波睡眠可能与神经系统的高度进化有关。随着神经系统逐渐发育成熟，快波睡眠时间逐渐减少。提前10周出生的早产儿，其睡眠时间的80%为快波睡眠；足月新生儿的快波睡眠只占到整个睡眠时间的50%；2岁幼儿的快波睡眠时间降至总睡眠时间的30%~35%；10岁儿童快波睡眠时间占比仅为25%；青春期后约为20%；以后大致稳定在20%左右，直至70岁以前均较少发生变化，提示快波睡眠可促进脑的发育成熟。

快波睡眠最重要的特点之一是做梦，由于此期入睡者大脑存在一定的思维活动，故此期容易做梦，大约80%的梦发生在此期。随着眼球快速运动，人们推测，做梦者实际上正在"观看"梦的场景，生动的梦与活跃的眼球运动相一致。由于整个睡眠过程慢波睡眠和快波睡眠相互交替出现，一夜当中可重复4~5次，因此，每个夜晚做4~6个梦是必须的。有人说："我怎么一夜都在做梦"，这只能说这些人的快波睡眠期出现次数较多，如果每一次都是从梦中醒来，就会感觉整夜都在做梦。当人处于快波睡眠期而被唤醒时，人会感到非常疲劳，容易情绪焦躁。人的记忆也需要快波睡眠的保证，要保持良好的学习成绩，快波睡眠最重要，快波睡眠中的做梦就是记忆信息的再现，对信息进行重新处理，可能形成新的神经联系，从而提高学习和记忆效率。

不同年龄的人的睡眠时间一样吗？

人的正常睡眠时间随年龄增长而逐渐减少。正常新生儿除了哺乳和换尿布的时间以外，其余时间都在睡觉，每天睡眠时间为18~22个小时；1岁以下的婴儿每天睡眠时间为14~18个小时；1~2岁的幼儿每天睡眠时间为13~14个小时，白天睡眠时间减少，夜间增多；2~4岁的幼儿每天睡12个小时，睡眠模式逐渐接近成人；4~7岁的小儿每天睡眠时间在11个小时左右；7~15岁的儿童每天睡9~10个小时；15~20岁的青少年每天睡8~9个小时；成年人每天睡8个小时左右；老年人每天睡5~6个小时。60岁以上的老人睡眠周期增加，深睡眠时间减少，浅睡眠时间增加，睡眠呈片断化，这是正常现象。一些老人把上述这些正常的生理变化看成是衰老的象征或者认为自己得了失眠症，是不正确的。

适当的睡眠能使脑组织的血液相对增多，可以给脑细胞提供充足的能量。有人将合适的睡眠理解为给充电电池"充电"，是一种"储备能量"的过程。的确如此，经过睡眠可以使机体重新积聚能量，使一天消耗的能量得以补充，并为次日活动储备充足的能量。因此，睡眠是深度的休息状态。不同的人对睡眠时间的需求也存在很大差异，一般来说，一个人一生中每天需要的睡眠时间大体一致，即睡眠多的人总是睡得多，少睡就会觉得疲乏，睡眠少的人总是睡得少，不会因为睡得少而无精打采。这说明睡眠的好坏不在于睡眠时间的长短，而在于睡眠的质量。

为什么会打盹？

打盹是指一段短时间的睡眠。对于成年人来说，打盹指的是那些有意、无意的睡眠。一般而言，打盹的持续时间少于夜间平均睡眠时间的一半。打盹能使人的反应更迅速、头脑更清醒。科学家研究证实，在持续长时间工作中，打盹的人比没有打盹的人工作出色。因此，打盹被认为是一种自我补充精力的有效方法，亦可看作成人补充夜间睡眠不足的一种方法。

打盹与年龄有关吗？

打盹与年龄存在一定的关系。打盹是婴儿睡眠的特征之一。学龄前期的儿童，白天打盹的次数明显减少，学龄期的儿童打盹的比例更少。青少年和年轻人，由于工作和学习的关系，睡眠受到人为的控制，常常导致夜间睡眠时间减少，更多的人倾向于用午睡来补充睡眠，改善精力，这种现象也称为"补充性打盹"或"替代性打盹"。也有一部分健康成人，特别是一些老年人，他们并不缺乏睡眠，但几乎每天中午都打盹，这是一种"习惯性打盹"。此外，一些从事无作息规律职业的健康成人，如倒班工人、跑长途的司机等都存在普遍的打盹现象。60岁以上的老年人，打盹是其睡眠周期的一部分，这是因为他们的夜间睡眠不深或者是由于退休后白天的活动无拘无束，缺少外界刺激，所以比较容易打盹。

当然，夜间睡眠时间缺乏和人为地控制睡眠时间是导致打盹的主要原因。我们可以这样理解打盹，它是健康成人睡眠－觉醒周期的一个组成部分。此外，过多和不适时的打盹也可能是某些睡眠障碍疾病，如发作性睡病、睡眠呼吸暂停综合征等的临床表现之一，应当及时到医院请相关科室的医生进行诊断和治疗。

什么是短睡眠者？

在生活中，大多数成人的睡眠时间在7~8个小时之间。科学家在人口统计时发现，也有约25%的人正常睡眠时间明显减少或明显增多。将每天的睡眠时间只是同龄人正常最短睡眠时间的75%者称为短睡眠者，这组人群多数在年轻时即出现短睡眠，并且持续终身，一般男性多于女性。我们已知的短睡眠者有拿破仑、周恩来、丘吉尔等。短睡眠者家族中的其他成员也有类似短睡眠的倾向，但至今科学家们并没有找到明显的遗传学依据。心理学家发现，短睡眠者心理基本正常，少数有轻躁狂倾向，他们为人和蔼、乐观，非常能干，没有忧愁。不幸的是，人口统计学发现，短睡眠者的寿命短于同龄人中的正常睡眠者，其机制不明了。如果短睡眠发生在60岁以后，常常提示存在睡眠障碍或其他躯体障碍性疾病，应当及时到医院就诊。

睡眠质量的标准是什么？

睡眠是否充足，睡眠时间的长短并非是主要因素，关键是看睡眠的质量。睡眠质量的含义是睡眠的深度和快波睡眠所占的适宜比例。据统计，各年龄段人群快波睡眠在睡眠总量中所占的比例如下：新生儿为50%；婴儿为40%；儿童为18.5%~25%；青少年为20%；成人为18.9%~22%；老年人为13.8%~15%。如果达不到上述比例，则慢波睡眠中的浅睡期相对延长，睡眠的自我满意度就会明显下降。在实际生活中，好的睡眠质量可以用以下标准来衡量：①入睡快，在15分钟内能入睡。②睡眠深、呼吸深不易被惊醒。③无起夜或很少起夜，无惊梦现象，醒后很快忘记梦境。④起床快，早晨起床后精神饱满。⑤白天头脑清晰，工作效率高，不困倦。

健康者是否也有睡眠改变？

正常健康者可能由于种种原因发生睡眠改变。一是暂时性失眠，例如在持续性脑力劳动后，脑过度疲劳，尤其是在晚间，用脑时间过长、过累，脑部处于兴奋状态，使之难以入睡，可直接影响习惯性的入睡时间。即便能够入睡，也睡得较浅，噩梦不断或者容易惊醒。当白天遇到棘手的事情，难以摆脱，越想越沉重，不能自拔，夜间也难以入睡，或者出现早醒。二是睡眠过多，部分健康人睡眠改变可以表现为暂时性睡眠增多，多发生在白天过度疲劳、希望通过增加睡眠时间恢复精力和体力的人群。他们可以连续数天，每天睡眠超过10个小时，虽然多睡，觉醒时仍有显著的疲劳感。三是夜梦增多，如果在家庭、社会或工作中遇到一些不愉快的事情或让人过度兴奋的事情，就可能连续几天夜梦增多，梦的内容可能与白天发生的种种事情相关，也可能无关，或者梦中出现惊险的场面。以上这些情况，并非是病态，只要我们能够正确认识，注意心理上的调节，是完全可以恢复的。

睡眠中为什么流口水？

口水是由舌下腺、颌下腺、腮腺等唾液腺通过外分泌作用分泌到口腔的液体，正常情况下，成人每天分泌1500ml。3个月的婴儿，由于饮食中逐渐添加了含淀粉较多的食物，口水的分泌会大量增加，同时，由于婴幼儿吞咽功能尚未健全，闭口、吞咽等动作不很协调，口水就会流出来。7个月左右的婴儿，由于萌出的乳牙对口腔有刺激作用，唾液腺的分泌量增加明显。随着幼儿的成长，唾液分泌功能和吞咽功能日趋完善，流口水现象会逐渐消失。成年人睡眠中流口水可能与下面一些因素有关：①口腔中存在食物残渣，容易发生龋齿或牙周病等而导致睡眠时流口水。②一些不良的习惯如啃指甲、咬铅笔等导致前牙畸形，造成睡眠时流口水。③体位的原因。在侧卧位，头偏向一侧时容易流口水。出现流口水现象时，看看是否与上述因素相关，平日生活中要注意口腔卫生，养成饭后漱口、早晚刷牙的良好卫生习惯；如存在口腔问题，及早到专科医生处检查治疗。

什么是良好的睡眠卫生习惯？

失眠往往与不良的睡眠卫生习惯有关，如把床当作工作和生活的场所、赖床和开灯睡觉等。不良的睡眠卫生习惯会破坏正常的睡眠－觉醒节律，形成对睡眠的错误概念，引起不必要的睡前兴奋，从而导致失眠。睡眠卫生习惯不良既是引起失眠的原因，也是失眠患者为了改善失眠而采取的不适当行为所造成的结果，从而形成恶性循环，使得一过性失眠或短期失眠演变为慢性失眠。临床实践已经充分证明，许多慢性失眠患者正是因为改善了睡眠卫生习惯，失眠的问题得到了缓解或者得以彻底解决，并最终改善预后。因此，良好的睡眠卫生习惯的养成应始终贯穿失眠治疗的整个过程。

通过对失眠患者的调查分析，发现绝大部分患者或多或少都存在不良的睡眠卫生习惯。不良睡眠卫生习惯导致睡眠模式紊乱，非常容易引起失眠。因此，我们应着重帮助患者认识不良睡眠卫生习惯在失眠的发生与发展中的作用和地位，通过分析，寻找不良睡眠卫生习惯产生的原因，帮助患者纠正不良的睡眠卫生习惯，建立良好的睡眠卫生习惯，失眠问题就能随之缓解。特别是对于一过性或短暂性失眠的患者，完全可以通过建立健康科学的睡眠卫生习惯改善睡眠。那么，什么才是科学的睡眠卫生习惯呢？经过分析和总结，科学家认为良好的睡眠卫生习惯包括以下方面。

（1）定时休息，准时上床，准时起床。无论前晚何时入睡，次日都应准时起床，不能赖床。

（2）床铺应该舒适、干净、柔软度适中，卧室应该安静，光线与温度适当。

（3）床是用来睡眠及性爱的地方，不要在床上读书、看电视或听收音机。

（4）每天规律的运动有助于睡眠，但不要在傍晚以后运动，尤其是在睡眠前2小时，否则反而会影响睡眠。

（5）不要在傍晚以后喝酒、咖啡、茶，也不要抽烟。假如已经存在失眠，应避免在白天饮用含有咖啡因的饮料。

（6）不要在睡前大吃大喝，但可在睡前喝一杯热牛奶或吃一些含复合碳水化合物的食物，能够帮助睡眠。

（7）如果上床20分钟后仍然睡不着，可起来做些单调无味的事情，等有睡意时再上床睡觉。

（8）睡不着时不要经常看时钟，也不要懊恼或有挫折感，应放松并确信自己最后一定能睡着。

（9）如果存在失眠，尽量不要午睡，如果实在想睡，可小睡30分钟。

（10）尽量不要每天使用安眠药，如有需要，可以间断服用，原则上每星期不要超过4次。

以上这些看上去虽然只是些日常习惯，但是如果坚持去做，能够对睡眠产生良好的促进作用。

如何养成良好的睡眠习惯？

睡眠是人在生命活动中不可缺少的行为状态。作为一个健康者，调节和培养自己的睡眠习惯，使之能适合自身的生理特点，适合自己的工作性质，保证身体和脑部的休息是非常重要的。首先，要根据自己的年龄、健康状况和生理特点，确定自己每天的睡眠时间和睡眠时间分配。其次，要根据自己的工作需要，安排合适的入睡时间。再次，要根据每个人的个体差异及自己实际的睡眠需要量，确定自己的睡眠周期，例如有人每天需要10个小时睡眠才能保持精力充沛，有人每天仅睡6个小时即可精神十足。一般而言，健康成年人每天的睡眠时间不应少于5个小时，也不能多于10个小时，特殊情况除外。最后，要根据工作、生活等突然性的变化，恰当、合理地调节自己的睡眠时间。如果是暂时性的睡眠不足，需注意及时补充睡眠。长时间占用睡眠时间，忽视睡眠时间的补充，就会导致睡眠障碍。还应该注意，夜间睡眠不足，不必完全利用白天时间给予补充，最好把补足睡眠的时间放在次日夜间，以免打乱自己的睡眠规律。如果是从事倒班工作的人，更要安排好自己的工作、休息和睡眠节律。良好的睡眠规律很重要，要逐渐形成自己常规的睡眠习惯。

良好的睡眠习惯是保证良好睡眠的前提条件，要养成良好的睡眠习惯需注意以下几点。①明确自己是早睡型还是晚睡型，根据自己的具体情况安排上床时间，有些人习惯12点以后上床睡觉，而有的人则习惯9点以前睡觉。合理安排作息时间的关键在于不管是早睡型还是晚睡型，早晨醒来都不要恋床。②睡眠时卧室内光线要暗，温度、湿度适宜，保持室内安静和空气流通。③睡眠前不要与人交谈，避免情绪激动。④不喝刺激性饮料，不吸烟。⑤睡前最好能用温水洗澡，特别是用温水洗脚能起到良好的助睡作用。⑥睡前不看或不听紧张、激烈、恐怖的影视节目和文学作品。⑦上床后，采取正确的卧位。睡眠姿势以右侧卧为好，"卧如弓"，不要蒙头。床褥、被子和睡衣应该舒适得体。

如何正确睡午觉？

正常人有3个睡眠高峰，分别在上午9时、午后1时和下午5时。上、下午的睡眠高峰常因工作和学习繁忙而被抑制和掩盖，所以困乏感不明显。午饭后，由于午休时间外界兴奋性刺激少，睡眠高峰随之袭来。因此，安排适当的午睡既符合人体生理特点，又可以使脑细胞得到短暂的休息，缓解压力，恢复体力，从而提高下午的工作效率和质量。午睡应注意以下几点。

（1）失眠的人应该尽量避免午睡，因为午睡会影响晚上的睡眠，加剧夜间失眠，进一步加重睡眠 – 觉醒节律紊乱。

（2）严格掌握午睡时间，合适的午睡时间一般以15~30分钟为宜。短暂午睡后，人会感到神清气爽、精力充沛、工作效率高。如果制造过浓的睡眠氛围，如穿睡衣、盖暖和的被子、午睡时间过长，人体容易进入深睡眠期，醒后会感到轻微的头痛、全身乏力、精神不佳，不利于下午的工作和学习，也会直接影响晚上的睡眠时间及质量。长时间的午睡只适用于补足前晚的睡眠不足。

（3）午餐后不宜马上睡眠，因为这时胃内充满了食物，午睡会影响胃肠道的消化吸收，待午餐结束15~30分钟后再睡。

（4）选择理想的午睡体位。最理想的午睡体位是平卧位，因为平卧位可以使身体处于最舒服、最放松的状态，有利于解除身心疲劳。趴着或坐着午睡都对健康不利。

（5）午睡的习惯要持之以恒。午睡习惯应规律，如果有时睡而有时不睡，容易扰乱人体业已形成的生物钟，损害健康。

（6）午睡时应避免睡在风口上，胸腹部要盖些东西，以免受风寒。

什么是觉醒？

觉醒是睡眠的反面。觉醒是意识活动的基础，它保证意识的清晰状态，并且使各种心理活动过程能进入意识领域，从而使精神活动得以正常进行。睡眠后的觉醒是睡眠与意识障碍的关键区别。

觉醒的神经生化调节过程是怎样的？

觉醒除了受神经系统调节外，还受神经生化的调节。睡眠有睡眠因子，同样觉醒有觉醒因子，觉醒因子能使动物和人出现激惹行为，活动明显增多，也称之为激动因子。觉醒因子也是一种多肽物质，可能主要作用于大脑皮质。儿茶酚胺在维持觉醒状态中具有重要作用。乙酰胆碱参与觉醒的维持，睡眠时释放明显减少，当强烈兴奋时脑皮质释放明显增多。γ-氨基丁酸等也参与觉醒的维持。

什么是梦？

梦是正常人睡眠时周期性发生的具有特点的精神状态。典型的梦的叙述应该包含幻觉、妄想、认知异常、情绪变化和记忆缺乏等特征。不同学者对梦有不同的认识和理解。科学家斯奈德认为梦与现实情况有着千丝万缕的联系；学者福克斯等认为梦是睡眠中发生的任何有视觉、听觉或运动觉的影像；卡莱斯等指出梦是任何伴随精神活动进展而出现的有感觉的影像。1978年有学者认为梦是一种幻觉，并同时引起广泛的视觉反应，这些视觉反应有时甚至是怪异的或喜剧性的。

中国学者又是怎样认识梦的呢？在《辞海》中，梦是这样定义的："梦是睡眠中大脑皮质兴奋未停止而引起的影像反应"。上述这些有关梦的概念都不恰当。现在，科学家已经证实梦产生于脑干而不是大脑皮质。脑干发出的信号传导到大脑皮质，大脑皮质再对这些信号进行整合，最后形成的影像就是梦。科学家斯奈德认为梦的定义必须具备以下两个特点：①必须是在睡眠中出现的一种复合体验。②它是一种经过组织后，能让人产生知觉的影像，同时这种影像会发生进展或者变化。因此，我们可以把梦看成一种自然产生的幻觉，并且在睡眠中被当成事实而接受的幻觉。现在，科学家普遍认为，超过80%的梦发生在快波睡眠期，少于20%的梦发生在慢波睡眠期。梦具有周期性和自发性的特点，所谓周期性是指每个夜晚的梦都是间隔90~100分钟周期性地出现的，而自发性这个概念是指从心理学研究角度来看，梦是睡眠中某一阶段的意识状态下所产生的一种自发性的心理活动。梦的定义还有待于学者们的不断完善和补充。

做梦时为什么眼球会动？

正常人在清醒时，如果闭上眼睛，眼球会向上方注视，但是当人进入快波睡眠期时，闭着眼睛，眼球是向下注视的。基于清醒时眼睛注视事物的位置，睡眠时眼球在此位置上下左右快速地移动，这就是快波睡眠期的眼球运动。有人提出，这种眼球运动与清醒时注视事物是一样的，眼球的这种运动是为了更清楚地看清梦中的事物，是与梦中的内容相一致的。但也有人观察到，先天性双目失明的人也存在快波睡眠现象，因此，他们认为眼球的快速运动与梦的内容无关。科学家为了明确快波睡眠时眼球为什么运动，做了如下的实验：正常人在清醒的时候，眼睛看到事物时，脑电图能在其大脑的视觉中枢捕捉到一个特殊的波形，称为 λ 波，而当闭上眼睛后，即使眼球运动也记录不到这个 λ 波，所以 λ 波被认为是眼睛看到事物时才出现的电信号。如果能在快波睡眠期眼球运动时记录到这个 λ 波，就能说明在梦中确实看到事物了。实验结果证实，在快波睡眠中，虽然人的眼睛是闭着的，但是在眼球快速运动时的的确确记录到了清晰的 λ 波，所以，应该认为在快波睡眠中，当眼球快速运动时，人们确实在看事物，这些事物很可能是梦中的事物。

做梦都有哪些感觉？

梦中的感觉常常生动而具体，几乎所有的梦都以眼睛所看到的一切为最基本的表现形式。在快波睡眠期，视觉系统在最大程度上被激活，而且只有在视觉的基础上才会有其他一些感觉。总体上看，梦中出现的内容中，最多的是视觉（100%），其他依次为听觉（64%）、空间位置觉（8%）和温度觉（4%），触觉、味觉和嗅觉较少出现。虽然梦中可以出现惊恐或身体受到伤害感，但很少出现疼痛感。即使是那些患有严重慢性疼痛疾病的患者，梦中也极少出现疼痛感，这是非常令人惊讶的事情。科学家根据梦中的内容推测梦境是一个独立的状态，而不是白天体验的简单重复。

为什么有的梦记得住而有些梦记不住？

一般来说，一个人一整夜要做4~6个梦，但清晨醒来的时候常常仅记得较少的梦境，有的人甚至认为自己根本就没有做梦，而且即使在做梦的时候将入睡者唤醒，当事人也很难在较短的时间内把刚刚体验过的梦境详细地描述出来。科学家们认为，大约有95%的梦境是被完全遗忘了的。另外也有一些人认为自己每晚做梦，能很生动、很形象地描述，甚至去联想或当作事实，做梦已影响和干扰了自己的睡眠。那么，为什么有的梦记得住,有的梦记不住呢?目前,学术界有4种不同的看法。第一种看法认为梦之间相互存在干扰,新做的梦常常干扰前面做过的梦,虽然一整夜有数个梦,但清晨醒来往往只记得醒来之前的最后一个梦,这个说法大致上符合人们做梦的体验。第二种看法认为这是一种动机性遗忘现象,由于梦中出现了令人不愉快、担心和恐惧的事物,人们常不愿意去回忆,这种观点并不符合人们的生活现实,基本被大家否定。第三种看法是基于认知心理学上的观点,学者认为做梦是在短期内完成的,在性质上属于短期记忆,而短期记忆如果不能及时复习或输入长期记忆中去加以存储,自然会很快被遗忘,这种看法也是比较合理的。第四种看法认为在梦中,人的记忆细胞的活性最低,所以很容易遗忘梦中的事情。以上看法或多或少都有一定道理,到底哪个更符合实际情况,要靠大家自己去分析、评价了。

不做梦是否睡眠质量就好?

科学家曾经做过一些阻断人做梦的试验。当睡眠者一出现做梦脑电波时,就立即将其唤醒,不让他的梦境继续下去,如此反复进行,结果发现,如果整晚无梦,会导致人体出现一系列的生理异常,如血压、脉搏、体温及皮肤的电反应能力均有升高的趋势。同时,还会出现不良的心理反应,如焦虑、紧张、易怒、幻觉、记忆力下降和定向力障碍等。显然,正常的梦境活动是保证我们机体正常活力的重要因素之一。无梦的睡眠常常是大脑受损或者患病的征兆。痴呆儿童的有梦睡眠少于正常儿童;慢性脑病的老年患者的有梦睡眠明显少于健康老人。如果长时间存在无梦睡眠,应该引起我们的警惕,反之,如果长期噩梦连连,也是身体虚弱或患病的征兆。

为什么有些人会感觉整夜在做梦?

在睡眠门诊工作中,常常听到患者抱怨整夜做梦,梦境连绵不断,严重时影响夜间的正常休息,导致患者白天经常打瞌睡、精力不足、注意力下降甚至记忆力减退，对梦产生恐惧，认为整晚做梦就是失眠。事实上，这种想法是不对的。做梦是人们在快波睡眠期的正常生理活动。由于正常人慢波睡眠和快波睡眠周期交替出现，我们每晚必然会做3~5个梦，这是一种再正常不过的睡眠生理现象。当你在快波睡眠期醒过来时，就有可能记得你所做的梦，如果在快波睡眠期频繁醒来，每一次都可能是从梦中醒来，就会感觉自己整夜都在做梦，这只是一种主观感觉而已，其实睡眠已经实实在在地发生了。一般认为，越接近睡眠的后期（凌晨以后），快波睡眠持续的时间越长（10~30分钟），做梦的时间可能也会延长，因此，更容易记住的是最后一个梦。

有人说："我一闭上眼睛就做梦。"这种说法是不符合科学规律的，因为我们人类是不能由清醒状态直接进入快波睡眠，必须先进入慢波睡眠然后再进入快波睡眠，慢波睡眠的过程是睡眠由浅入深的过程，给了我们相对充分的睡眠时间，因此也就不存在"我一闭上眼睛就做梦"的情况。

睡眠少会影响儿童的生长和发育吗？

睡眠少肯定会影响儿童的生长和发育。在慢波睡眠期，垂体的各种促激素分泌都增多，尤其是生长激素。生长激素是一种与人的生长和发育密切相关的重要激素，它的分泌主要发生在慢波睡眠期，快波睡眠期和觉醒状态分泌减少。生长激素的分泌与睡眠状态相关，不论是夜晚还是白天，只要进入睡眠状态，生长激素就会分泌。生长激素促进儿童的生长作用显然与睡眠对身体功能的恢复有关。慢波睡眠时生长激素分泌增加，能直接或间接地促进少年儿童的生长和发育，随着年龄的增长，生长激素分泌逐渐减少，最终停止分泌。因此，少年儿童每天保证充足的睡眠是非常重要的。

睡眠可以改善记忆吗？

只有充足的睡眠才能保持良好的记忆力。睡眠不足可以引起神经衰弱，导致记忆力下降。研究表明，让受试者记住10个没有特定含义的字母，然后观察睡眠对记忆力的影响，结果是：一个人经过1小时的睡眠后，遗忘率为30%，8小时后遗忘率为44%，如果不睡眠，1小时的遗忘率就高达59%。这是因为在睡眠期间进入大脑的外界刺激减少，使原先记住的东西能很快保存。此外，快波睡眠中的做梦也是记忆信息的再现，可以将信息进行重新处理，可能形成新的神经联系，提高学习和记忆效果。近年来，科学家通过实验证实，与动作和行为相关的记忆与慢波睡眠中的第2期有关，而其他记忆功能与快波睡眠有关。也有科学家提出，慢波睡眠的第2期仅与完成简单的行为动作有关，而完成较为复杂的和需要较多概念参与的行为动作的记忆还是需要快波睡眠的。因此，科学家认为，快波睡眠与幼年动物的神经系统发育密切相关。快波睡眠可能是建立新的神经联系的重要时间段，能够促进和巩固记忆活动。

睡眠少会影响免疫功能吗？

科学家在很早的时候就发现了这样一个有趣的现象：不同种类的啮齿类动物在冬眠时，虽然某种病菌已经进入其体内，但动物在冬眠时并不发病，等到动物从冬眠中苏醒过来，才会发病；在已经感染了某种病毒的冬眠蛇的血液中找不到病毒，但是一旦它苏醒，其血液中的病毒浓度就达到极高的水平。这些现象充分说明，动物冬眠时各个脏器的功能都处于深度的抑制状态，影响了病菌在其体内的感染性免疫应答。科学家们还发现，较小剂量的睡眠药物（如苯巴比妥）也同样能抑制感染性免疫反应，而且细菌和病毒等病原微生物侵犯机体后，一方面激活了机体的免疫功能，另一方面又促进了睡眠。此外，许多免疫调节物质可以作用在中枢神经系统而影响睡眠。睡眠中，免疫功能会出现与睡眠相关的规律性的变化，免疫调节物质在中枢神经系统的含量也随着睡眠过程而发生变化。相反，睡眠障碍也可以导致机体的免疫功能异常而致病。

睡眠少是不是老化的标志？

现代社会生活节奏快、工作压力大，使得人们常常通过在夜间加班来补偿白天时间的不足。这种通过人为的方式缩短睡眠时间的方法，虽然令人敬佩，但却必须付出透支身体的高昂代价。如果长此以往，必然导致出现睡眠不足的症状，如白天瞌睡增多、注意力下降、工作效率降低、疲劳乏力等，其中最为重要的是健康明显受损。从外表上看，皮肤变得晦暗无光，皱纹和白发增多等。动物实验已经证实，长期的慢性失眠确实加速整个机体的老化过程。因此，如果你想青春常驻，就需要保证有良好的睡眠。那么，怎样保持良好的睡眠呢？首先，要保证睡眠的时间充足；其次，要保证睡眠的质量，而睡眠质量的好坏又与良好的睡眠习惯密切相关。良好的睡眠能让我们达到醒后全身放松、头脑清晰、精神饱满、精力充沛的状态。

睡眠可以美容健体吗？

良好的睡眠能起到美容健体的作用。科学家已经证实，睡眠时皮肤毛细血管开放，能够给皮肤补充充足的营养和氧气，并促进皮肤的血液循环。此外，睡眠时人体分泌的生长激素增加，还能促进皮肤的修复和新生，使皮肤保持细腻和有弹性，起到预防和延缓皮肤衰老的作用。此外，睡眠时人体抗衰老酶的活性更高，能更有效地清除体内促发衰老的因子，保持皮肤的年轻状态，所以说，良好的睡眠能起到美容的作用。如果一个人不注意养成良好的睡眠习惯，不重视睡眠的美容作用，那么要保持容颜不老就是一句空话。充沛的睡眠是美容的必备前提，它可以使人精力充足、容光焕发，再好的化妆品都是无法与之相比的。

哪种睡姿最健康？

常言道：立如松，坐如钟，卧如弓。说明人的立、坐和卧都要有适宜的姿势。睡眠虽然有不同的姿势，但不外乎仰卧、侧卧和俯卧3种。对于不同的人应该选择不同的睡姿。有心脏疾患的人，最好取右侧卧位，避免心脏受压而增加发病的概率。心力衰竭和哮喘发作的患者，宜取半坐位和高枕位，这样的体位可以使一部分血液因重力作用，移至腹腔和下肢的静脉内，使回心血量减少，减轻肺充血，进而减轻呼吸困难。坐位时膈肌下降，肺活量增加，也能减轻呼吸困难。有胸腔积液的患者，应该取病侧卧位，这样就不会妨碍健侧肺的呼吸功能。双下肢水肿的患者，睡眠时可以把双下肢抬高，以利于血液循环，减轻下肢水肿。脑出血或有颅内压增高的人，应适当垫高头部，采用头高脚低的体位睡眠。患有肺部疾病的人除了应该抬高头位外，还应该经常改变体位，以利于排痰。饱餐后或患有肝病的人，右侧卧位较为适宜，有利于胃内容物排入肠道，加强对食物的消化和营养物质的吸收，有利于血液回流肝脏。四肢疼痛的人，应避免睡眠时压迫痛处，可采取相对避免疼痛的姿势。因此，无论正常人还是患者都应该选择舒适或有利于病情的体位，这样才能保证良好的睡眠。

孕妇睡眠应该选择什么样的姿势？

孕妇睡眠姿势的选择主要考虑孕妇的生理状况和胎儿生长发育的需求。正常情况下，孕妇应该选择左侧卧位，特别是中、晚期妊娠的孕妇，因为80%的中、晚期孕妇的子宫是呈右旋倾斜位的，常常使右侧输尿管受压，易发生尿潴留，长期如此可致右侧肾盂积水和肾盂肾炎。此外，右侧卧位可压迫下腔静脉，影响血液回流，从而影响胎儿的生长发育。孕妇仰卧位时，增大的子宫可直接压迫腹主动脉，使子宫供血量骤然减少，严重时能影响胎儿的发育和大脑功能，还能影响盆腔的血液循环。俯卧位同样不适合孕妇，因为其直接压迫胎儿，影响胎儿的发育，严重时能导致流产。由此可见，左侧卧位既符合孕妇的生理过程，也有利于胎儿的生长和发育，是孕妇睡眠的最佳姿势。

睡眠与寿命有关吗？

一项大型的研究表明，过短或过长的睡眠都能对人的寿命产生影响。好的睡眠可以使人心身得到放松，消除疲劳，恢复旺盛的精力。如果把人比作一部车，则睡眠就像是油，只有油充足，汽车才能高速行驶，人也只能在有充足的睡眠条件下才能健康长寿。

饮料中咖啡因的含量是多少？

咖啡因是一种刺激物，有醒脑作用，能够减少总的睡眠时间，咖啡因的作用时间为14小时，这些物质见于咖啡、可可、可乐饮料和某些非处方药中。饮料中咖啡因的估算含量见表1-1。

表1-1　饮料中咖啡因的含量

饮料名称	含量（mg）
焙磨咖啡（滤液）	83
速溶咖啡	59
无咖啡因咖啡	3
茶	27
可乐饮品	15
牛奶巧克力（60ml）	40
可可（非洲）	6
可可（南非）	42

什么是失眠？

失眠是指患者对睡眠时间和（或）质量不满足，并且影响白天社会功能的一种主观体验，其症状标准如下。

（1）几乎以失眠为惟一的症状，包括入睡困难（入睡时间超过30分钟）、睡眠维持障碍（夜间觉醒次数超过3次或凌晨早醒）、再次入睡困难、多梦和睡眠质量下降等。第二天醒来后出现疲乏无力、白天警觉性降低、精力和体力下降、记忆力减退、反应能力和行为情绪等多方面的功能障碍。

（2）具有失眠和极度关注失眠结果的优势观念。失眠是一种常见的睡眠问题，长期失眠状态也称为慢性睡眠剥夺。失眠的发生面很广，无论健康与否、男性或女性、老年或青年、城市人或乡村人都可能发生。一般说来，女性稍高于男性，且以老年人居多。其中50岁以上的人占失眠总人数的40%。顽固性失眠给患者带来了长期的痛苦，甚至形成对镇静安眠药物的依赖，而长期服用镇静安眠药物可引起医源性疾病。总之，失眠的发病率有随年龄的增长而升高的趋势，而且病程有迁延或者复发的趋势。

什么是入睡困难？

一般人们到睡眠时间时，卧床准备睡觉后，多在不知不觉中进入梦乡。卧床到入睡时间长短，自己多记忆不清，也不会主动去关注，这就是正常入睡的规律。偶尔因为种种原因，卧床后迟迟不能进入睡眠状态，原因去除后，入睡状态即改善，这也属正常现象。如果卧床后迟迟难以入睡，在床上翻来覆去，超过30分钟仍无法进入睡眠状态，次日白天无精打采，注意力不集中，头晕、头痛，影响正常工作和学习，持续15天以上，才被定义为入睡困难。

什么是早醒？

有的个体出现的睡眠障碍主要表现为早醒。患者卧床后不久就能进入睡眠状态，但持续时间很短，睡眠3~5个小时就会醒来，时间多在凌晨2~3

点，醒后再也无法入睡，这时的患者多伴有明显的全身不适和烦躁不安。因为难以再入睡，只能下床在室内踱步。早醒也是睡眠障碍的一种表现，在药物的选择上与入睡困难有所不同。

什么是睡眠时间不足？

一般将成年人每天睡眠时间少于5小时定义为睡眠时间不足。造成睡眠时间不足的原因有两种：一种是因为工作、生活及环境的改变，如短时出差、临时加班等，没有保证充足的睡眠时间；另一种则是由于睡眠障碍，如难以入睡、早醒或睡眠过浅、反复觉醒，造成实际睡眠时间少于5小时而出现睡眠时间不足。睡眠时间不足必定会影响白天的工作、生活，大脑处于疲劳状态，可出现心烦意乱、工作能力下降、注意力不集中等情况，或者出现头痛、头晕、恶心等症状。

什么是睡眠不足综合征？

有些人过度延长日间工作时间，或者有意延迟睡眠以便从事娱乐或社交活动，导致其日间过度思睡、疲劳和夜间睡眠减少，称为睡眠不足综合征。当给予其充足的睡眠时间时，他们容易启动并维持正常睡眠。

什么是易醒和多梦？

易醒是指患者睡眠多处于慢波睡眠的第3期和第4期，对环境以及声音等的改变，大部分都在大脑中有所反应，绝大多数被大脑所记忆，患者自身体会为似睡非睡状态，白天醒来后，仍有一种疲劳的感觉，全身疲乏无力，非常不舒服。多梦是指每天夜晚只要入睡，就会做梦，梦境连绵，噩梦不断，患者难以摆脱，白天觉醒状态时，亦处于疲劳状态，甚至影响工作和学习。健康人虽然每天晚上都会做梦，但睡眠的效果良好，可以达到使精神和躯体休息的目的，白天也不会因为做梦多而疲劳，更不会影响工作。

睡眠颠倒是怎么回事？

睡眠颠倒是指白天睡眠、夜晚不睡或少睡，是一种昼夜节律紊乱现象，多见于婴幼儿期。婴幼儿由于各种原因造成白天睡眠过多，到了夜晚却迟迟不睡，呈现哭闹、受惊状态，称为睡眠颠倒。成人出现睡眠颠倒，主要见于老人，尤其是老年痴呆患者或者是患有脑变性疾病的患者。这些人白天昏昏欲睡，夜间吵闹不休，行为紊乱，昼夜颠倒。少数正常人因为白天睡眠过多，夜晚也会出现睡眠减少或难以入睡现象，这种情况不属于睡眠颠倒。矫正睡眠颠倒，首先要减少白天睡眠时间，白天不睡或少睡，增加身体和脑力的疲劳度，夜晚睡眠就会相应地有所改善；或者夜间应用催眠药物或抗精神病药物，调整睡眠节律，坚持一段时间后，睡眠颠倒会逐渐好转。

打鼾会影响睡眠质量吗？

打鼾是指人入睡后由于上呼吸道狭窄，气流不畅，高速气流冲击振动舌根、软腭及喉头组织而发出的声响。主要发生在深睡眠期，此期全身肌肉松弛，悬雍垂下垂。上呼吸道狭窄的主要原因是鼻咽部结构异常，如鼻息肉、鼻甲肥大、鼻中隔偏曲。还有一些疾病如慢性过敏性鼻炎、扁桃体及腺样体肥大、颜面发育异常（小颌，下颌过长，颌退缩）、肥胖（尤其是短颈和颈围增粗大于45cm者）、内分泌代谢障碍（甲状腺功能减退、肢端肥大症和库欣病），只要引起舌、咽和喉部肌肉运动功能障碍都可以导致睡眠期间上呼吸道阻塞。

大约50%的人睡眠时会打鼾，打鼾本身并无多大的危险性，除干扰他人的睡眠外，一般不会影响人的睡眠和健康。但个别严重打鼾者可能是睡眠呼吸暂停综合征的初始阶段，这些人常常会出现睡眠中憋醒现象，睡眠质量严重下降，清晨有乏力、头痛、口干、无清醒感等表现，白天瞌睡增多，久而久之，可能会并发严重的心、脑、肺疾患。如同时饮酒，应用精神安定剂、催眠药、抗组胺类药物可加重打鼾。对于严重的打鼾患者，尤其白天瞌睡增多时，应及时到医院做睡眠监测，做鼻腔、口腔、软腭、咽喉以及颈部的检查，尽早治疗。

儿童会失眠吗？

少年儿童也会失眠。儿童期失眠多数是由于照料者不适当地强迫儿童入睡，使儿童即使到了应该睡眠时间，也通过拖延或者拒绝上床入睡而失眠，在医学上，也称为强制入睡睡眠障碍。儿童拖延睡觉的方法也是照料者最容易答应的要求，如要喝水、上卫生间、盖被子、讲故事、开灯、关灯、看电视或诉说害怕等。

妇女的月经周期与失眠有关吗？

妇女在排卵期间，身体肌肉活动增强，睡眠受到抑制，睡眠时间减少，生理活动和心理活动都会变得活跃，这是人为了繁衍后代的生物学特质决定的，其目的是为了增加受孕机会。排卵结束进入月经期时，睡眠会增多，同时人体常常有倦怠无力的感觉。

更年期更容易失眠吗？

更年期是机体由中年向老年过渡的时期。男性在50~60岁、女性在45~55岁进入更年期。在此期间，内分泌功能明显减退，机体趋向衰老，出现一系列平衡失调及神经精神系统不稳定症状。由于内环境紊乱，机体对外环境的适应能力减弱，对出现的各种状况耐受性差，非常容易出现抑郁或者焦躁等情绪改变，失眠是其中最常见的症状。因此，对于更年期失眠的治疗，抗焦虑、抗抑郁药物的疗效可能更持续。

为什么老年人看电视时容易睡着而上床却失眠？

老年人睡眠的特点是睡眠-觉醒节律紊乱，睡眠时间在一天的昼夜变化中重新分布，白天打盹增多，常常有多次小睡，夜间睡眠减少，睡眠变浅而且易醒，睡眠效率下降。因此，可以观察到很多老年人在白天看电视时打盹，而到了夜间大家都睡的时候却难以入睡。解决的办法是白天多运动，多晒太阳，因为运动可抵抗睡意，光线照射可使褪黑激素分泌受到抑制，减少打盹次数。

为什么有的人睡醒后会觉得脑子昏昏沉沉？

人的睡眠-觉醒周期是一个与外界环境相和谐的过程，对内环境而言，睡眠-觉醒周期又是与机体的体温、能量代谢、激素分泌等生理生化过程和谐一致的。多数昼夜节律失调的睡眠障碍患者的核心问题就是上述所谓"和谐一致"的过程出了问题。他们常常表现为想睡的时候睡不着，而在不该睡的时间和地点却出现了睡意，同样在不应该醒的时候醒来。尽管他们总的睡眠时间与常人一样，但却常感到睡眠不足，醒来时脑子总是昏昏沉沉，没有彻底地清醒过来。

时差变化与失眠有关吗？

人在短时间内乘坐飞机跨过多个时区后会出现一系列心理和生理反应，最常见的是睡眠障碍，早醒尤为突出，白天疲乏无力，头痛，反应力下降，称为时差反应。人在5岁左右，24小时的昼夜睡眠-觉醒节律就已定型。动物研究也表明，生物钟决定了动物的睡眠-觉醒节律。人之所以能按照24小时的明暗周期活动，就是因为体内的生物钟能经常与所处时区的时间"对时"，使之与外界同步化。一般来说，跨越4~5个时区以上的飞行后，人的内在节律就会与所处的时区同步，就出现了时差反应。

为什么倒班的人容易出现失眠？

当今社会，很多人从事倒班工作，不适应倒班工作的人非常容易失眠。这种工作时间与通常的作息时间不一致而产生的失眠或者嗜睡称为倒班工作睡眠障碍。生物节律因素是倒班适应能力的主要决定因素。生物节律本身并不能自动适应倒班工作，它的调节过程是缓慢的，一般需要1周以上的时间，因此，短期倒班者容易出现睡眠障碍，而长期从事倒班作业的人昼夜节律已有调整，失眠状况会好得多。在决定倒班工作者的睡眠质量方面，生物节律因素并不是惟一的影响因素，家庭和社会因素也十分重要。倒班工作者的睡眠时间多在白天，噪声、光亮都会干扰睡眠，倒班工作者要行使其家庭和社会工作，会减少休息时间，给他们创造良好的休息环境至关重要。

为什么有的人睡眠和觉醒没有规律？

睡眠-觉醒周期无规律时，我们称之为睡眠-觉醒节律紊乱。睡眠-觉醒节律紊乱常见于慢性疾病、弥散性脑病、抑郁症、因躯体疾病而长期卧床（不见阳光）的患者以及单身独居的无职业者等，这可能与内源性生物节律损害有关。如果患者表现为睡眠-觉醒节律紊乱，应当进行多导睡眠图和头颅影像学检查，超过72小时的多导睡眠图检查能发现可变的和不规则的睡眠-觉醒周期，头颅影像学检查能排除脑功能障碍。

为什么有的人要很晚上床才能入睡？

有的人睡眠异常表现为每天要很晚上床才能入睡，这种睡眠障碍称为睡眠时相延迟综合征。患者表现为在24小时的昼夜周期中，主睡眠时间段延后，不能按照社会环境和要求入睡、起床。本病的发病机制不清。这类患者的睡眠-觉醒周期一般都超过24小时，他们时常要为其睡眠-觉醒周期增加1~2个小时。如果用周末睡懒觉方法弥补平时的睡眠不足，就会进一步推迟睡眠时相，使其睡眠-觉醒节律恢复正常更加困难。睡眠脑电图观察睡眠时相延迟综合征患者的睡眠质量、睡眠结构与正常人睡眠没有差异，患者主要是因睡眠占据的时间段与社会环境不相适宜而出现了少睡。

睡眠中腿部不自主运动正常吗？

有些人在睡眠中腿部会出现不自主抽动，这是一种被称为周期性肢体运动障碍的疾病。以前称为周期性腿动，由于上肢也可以出现类似的运动，因此规范的称谓是周期性肢体运动障碍。本病主要见于中老年人，表现为睡眠过程中出现的周期性反复发作的、高度刻板的肢体运动，下肢多于上肢。有的患者表现为下肢胫前肌发作性收缩，大踇指节律性伸展动作，踝关节背屈，有时表现出膝关节和髋关节的部分屈曲状态，每次持续数秒，20~40秒发作1次，常连续发作3次以上，整个发作过程可能持续数分钟甚至数小时。这种腿部的不自主运动多发生于浅睡眠期（睡眠的前半夜）。患者翻身后可以获得一段时间的缓解。部分患者发作严重而且频繁，导致患者部分性唤醒或觉醒。在发作间歇期，患者的下肢呈现静息状态。这些患者常有入睡困难、夜间觉醒次数增加、白天思睡，某些症状严重的患者在觉醒时也有肢体的不自主运动。

为什么有的人睡眠时会发出尖叫？

睡眠中发出尖叫是夜惊症的表现。本病多在青春期前发病，儿童最多见，青春期后逐渐消失。尖叫一般发生在刚入睡后1~2小时的慢波睡眠期，患者表现为突然从床上坐起来，发出令人恐怖的喊叫或者哭闹，双目凝视前方，面部表情也是十分的恐怖和焦急，同时伴有显著的自主神经症状，如心率快、呼吸急促、皮肤潮红、瞳孔散大并有强烈的焦虑和窒息感。患者发作时意识朦胧，呼之不应，如果被强行唤醒，可以出现定向障碍和意识模糊。多数发作持续1~2分钟后自行停止，停止后患者可以躺下继续入睡。大多数患者在事发后不能回忆。儿童发生夜惊症多与遗传和发育有关，据统计，约50%的夜惊症儿童有家族史。发热、睡眠剥夺、过度疲劳、情绪紧张和使用中枢神经系统抑制剂等情况都可诱发夜惊症或者使发作更为频繁。

睡眠中说梦话是什么原因？

说梦话又叫作梦呓，就是在睡眠中讲话或者发出某种声音，清醒后当事人不能回忆。梦呓可以是清晰的句子，也可以是嘟嘟嚷嚷，不成句子。几乎每个人都说过梦话，偶尔还会高声喊叫，甚至可以同睡在旁边的人进行短暂性对话。梦呓可以发生在睡眠的任何阶段，多半发生在慢波睡眠期的第2期。梦呓的表现形式不一致，从嘴唇的无声动作、含混不清到吐字清楚的言语；内容也可以多种多样。梦呓的病因不详，发热、情感应激或其他类型的睡眠障碍（如夜惊症、阻塞性睡眠呼吸暂停综合征和快速眼动相睡眠行为障碍等）可促发梦呓。偶尔说梦话就像睡眠一样是一种正常的生理现象，经常说梦话多见于儿童神经症和神经系统功能不稳定者。说梦话可能会影响到他人的休息，对自己的健康没有任何影响。梦呓的病程呈自限性，预后好。

睡眠过程中磨牙是怎么回事？

睡眠中磨牙是指咀嚼肌在睡眠中呈节律性的收缩，上下牙床紧紧咬合、摩擦，发出很响的"咯吱"声音。一般个体都没有察觉，多是同睡者告诉后才得知的。磨牙时一般都没有梦境的体验，磨牙的同时可能出现肢体的活动和心率的增快。磨牙严重者，晨起会有两腮的酸痛和头痛，有时会有牙周组织的损伤。磨牙在小儿期和青年人中发生率较高，可高达15%，随着年龄的增长，发生率呈下降趋势。儿童感染蛔虫时，蛔虫产生的毒素及其代谢产物被人体吸收出现磨牙症状。儿童白天过于兴奋，或者存在焦虑、紧张及酗酒等诱因，可使夜间的磨牙加重。目前，还没有有效的方法治疗夜间磨牙，磨牙严重的人可以戴特制的护齿，蛔虫感染者应该积极进行驱虫治疗。

睡眠中阴茎勃起正常吗？

睡眠中阴茎勃起是正常现象，相反，睡眠期阴茎不勃起是病态，称为睡眠相关性阴茎勃起障碍。如果睡眠中阴茎勃起的同时伴有疼痛是不正常的，提示患者患有睡眠相关性痛性阴茎勃起。睡眠相关性痛性阴茎勃起可发生在任何年龄的男性，中老年更为多见，患者表现为每当阴茎部分或完全勃起时，即出现疼痛和觉醒。正常睡眠相关性阴茎勃起是发生在快速眼动睡眠期（快波睡眠），如果存在痛性阴茎勃起而导致反复地觉醒则会造成快速眼动睡眠的剥夺，患者出现睡眠障碍，白天可以出现少睡后的表现，如嗜睡、头晕、紧张、焦虑等。部分患者的症状随着年龄的增长有逐渐加重的趋势。

为什么有的人总觉得睡眠不足？

总觉得睡眠不足是睡眠不足综合征的表现。睡眠不足综合征是指患者不能持续获得充分的夜间睡眠，而致白天不能保持正常的觉醒状态。本病的特点是人自发地但却是无意识地被慢性睡眠剥夺，不存在神经和精神病理性睡眠障碍或异常的睡眠质量。患者的关键问题是其生理需要的睡眠量远远大于实际达到的睡眠量，而患者并没有重视这种差异。如果采用延长主要睡眠周期的方法，可以使患者的临床症状得到缓解。患者常表现为白天思睡或者睡眠增多，情绪不稳定，易激惹，注意力不集中，疲劳乏力，工作能力和工作效率降低等。一部分患者可以出现慢性的情绪障碍（如抑郁、焦虑等），易发生交通事故和工伤事故，严重影响其社会和家庭功能的完整性。本病多见于青年男性，神经系统体格检查无异常体征，无精神症状，病程多持续数年，预后良好。

怀孕期间常见哪些睡眠问题？

妇女在妊娠期间发生的失眠等睡眠问题称为妊娠相关性睡眠障碍。本病的病因不清楚。妊娠前期的嗜睡症可能与妊娠期间机体的激素水平和生化变化有关，妊娠后3个月出现的睡眠障碍可能与逐渐增大的胎儿引起孕妇解剖和生理的变化，以及孕妇睡眠姿势不适等有关。妊娠相关性睡眠障碍表现为开始是嗜睡，逐渐发展为严重的失眠，少数患者可能出现噩梦、产后精神病和睡眠恐惧症。在妊娠开始的前3个月，患者表现为睡眠增多和乏力，总睡眠时间延长，白天仍有思睡感。在随后的3个月时间内（妊娠第4~6个月），睡眠正常，但可以伴有早醒。在妊娠第7个月后普遍存在睡眠障碍，表现为患者的睡眠潜伏期、夜间觉醒次数和睡眠时间均超过正常水平。这些睡眠问题在孕妇分娩后仍可持续一段时间，可能与夜间照顾婴儿有关。尽管多数患者的睡眠障碍在分娩后数周内会逐渐消失，但是一部分患者可能会持续数月甚至数年。此外，妊娠高血压、不安腿综合征等其他一些并发症可能令患者的睡眠障碍表现得更为复杂多样。

为什么有的人睡眠前会出现幻觉？

在睡眠开始时出现恐怖性梦样经历，并与睡眠中的梦境非常相似，而且很难区别，称之为恐怖性入睡前幻觉，也称为入睡前梦魇。这种情况常见于发作性睡病，快速眼动相睡眠的抑制药物的急性戒断等情况都可以出现恐怖性入睡前幻觉。本病的发病机制目前尚不清楚。本病发生没有性别差异，可见于任何年龄的人群。在发作性睡病患者中有4%~8%的发生率。

发病时，患者会将正常入睡时的精神现象（如模糊的思维、对环境错误的定向、错觉等）理解为具有恐怖性内容的幻觉。患者会在焦虑中觉醒，并能清晰地回忆出所有"噩梦"的细节内容。发作时，可以观察到睡眠中的患者出现紧张性的大幅度躯体活动、自发性言语或尖叫声，患者可以因为极度的恐惧感而惊醒。如果经常发生恐怖性入睡前幻觉，可以使患者因为害怕发病而出现入睡困难，进而导致白天思睡，精神差，工作效率低。本病多数患者预后良好。

睡眠中出现窒息感是怎么回事？

睡眠中频繁发作的、觉醒后有窒息感的症状称为睡眠型窒息综合征。本病发病机制不清楚，多见于有强迫观念、疑病和焦虑的人群。睡眠型窒息综合征多见于中青年人，常发生于中年男性、体型肥胖者、酗酒者和长期使用安眠药物的个体。发病时，患者表现为突然从睡眠中醒来，伴有窒息的感觉，患者觉得自己无法呼吸。此病多在夜间发病，有时可以整晚发作。从睡眠中醒过来后伴有明显的恐怖、焦虑和濒死感。发作时还可以出现其他类型的夜间焦虑发作，也可以出现心动过速等自主神经功能活跃的表现。本病的病程不清楚，多数患者可以自愈。

失眠的患者为什么常伴有记忆力减退？

记忆力减退是人体智能活动障碍的一种表现。记忆力减退可以由痴呆、帕金森病、重金属中毒、外伤以及肿瘤等疾病引起。患者表现为近期或远期记忆力减退、容易遗忘、注意力不集中，严重时甚至不认识家门和家人。记忆力减退常伴有失眠症状。短期失眠一般不会出现记忆力减退的现象，但长期失眠可引起神经功能的障碍，出现反应差、记忆力减退等症状。所以说，失眠和记忆力减退两者可以互相影响。

失眠可以导致和加重记忆力减退，而记忆力减退会间接地加重失眠。

有研究发现，打乱个体正规的作息计划、减少睡眠时间造成的慢性失眠会使神经中枢的正常功能发生紊乱，从而引起记忆力下降。睡眠专家对睡眠剥夺动物模型的研究也发现，对动物进行睡眠剥夺后，其学习、记忆能力明显下降。科学家认为睡眠剥夺后，影响了神经突触间的神经递质传递。有学者曾做过这样的测试，即让受试者记住10个没有特定含义的字母，然后观察睡眠和不睡眠对记忆的影响。结果发现，睡眠能使遗忘的速度显著减慢，这是因为在睡眠期间进入大脑的外界刺激显著减少，原先记住的东西很快保存下来。快速眼动睡眠期具有对白天接收的信息进行再现（常表现为做梦）、处理、加工和保存的功能，如果减少睡眠时间，就会减少这些功能的发挥，这可能是造成失眠患者记忆力减退的原因之一。

失眠使患者的注意力不能集中，也是影响记忆力的因素之一。注意力不集中，自然也就记不住东西，因此，失眠患者常伴记忆力下降。

睡眠中头痛是怎么回事？

有的人睡眠中会出现头痛。睡眠中头痛的常见类型是偏头痛和丛集性头痛，而不是紧张型头痛。偏头痛本身就可以由睡眠、应激、应激后放松、外伤、气压或天气变化、食物成分以及饮食习惯改变等促发，由此可见，睡眠本身就是偏头痛的诱发因素。睡眠中出现丛集性头痛的原因与睡眠期间出现的睡眠呼吸暂停和低氧血症有关。也有一部分人睡眠中头痛的病史较短，同时可能还伴有恶心、呕吐等颅内高压的症状，要警惕颅内占位的可能性，应及时到医院就诊。

为何要重视老年人的失眠问题？

离退休老年人从工作岗位上脱离后，会有一段时间对离退休生活不适应，同时子女多在工作，老年人独居者多，身边少有或没有亲人照顾。这种孤独的生活，造成心情不愉快，与人交往减少，导致失眠、情绪低落、悲观厌世、自杀倾向等症状，易发展为抑郁症。老年抑郁症的前驱症状很可能是从失眠开始，老年性痴呆等脑器质性疾病的前驱症状也可能是失眠。因此，老年人的失眠较多是身心疾病的症状或诱发因素，如果老年人失眠长期不愈，容易发生原发性高血压、冠心病和脑血管意外等疾病，应该重视老年人的失眠问题。

老年人多睡的危害是什么？

老年人如果睡眠过多，会使新陈代谢降低，脑部功能减退，记忆力下降，促进脑的衰老。此外，多睡的老年人易发生脑血管意外，尤其是增加脑血栓形成的发生率。多睡的同时必然多静，这是容易造成肢体活动不灵活、四肢僵硬、精神差、无朝气的原因。多睡还使发生冠心病等躯体疾病的几率增加。

失眠患者在睡眠认识方面存在的问题有哪些？

在我国庞大的失眠人群中，部分患者在睡眠认识方面存在误区。有的患者完全是由于认识误区而导致失眠，并有神经症的种种表现；有的患者因认识误区而使原来的失眠变得更加严重。要树立正确的睡眠观念，走出睡眠认识的误区。

（1）睡眠时间少于别人就是失眠。有的人过分关注睡眠时间，用不同年龄的睡眠时间表来对照，当自己的睡眠时间低于同龄人的睡眠时间时，即把自己归入"失眠"大军，变得整日忧心忡忡，想尽办法"改善"睡眠，有的随意使用催眠药物，打乱了自身正常的睡眠－觉醒节律。在这种过于关注的情况下，反而容易失眠，原来不是失眠的人也真的开始失眠了，而有的轻微失眠者因此而变得越来越严重。

睡眠专家指出，在慢性失眠患者中，几乎都存在不同程度的对入睡困难和睡眠时间不足的夸大。有些人说自己几年没有睡好觉，事实上通过仪器检查发现他的睡眠完全正常，只是"假性失眠"。睡眠时间是随着年龄的增长而逐渐减少的，按照不同年龄阶段总结的睡眠时间表尽管是科学的，但它只是在人群中经过统计学分析的结果，对于每个个体来说，睡眠时间还是因人而异的。有的人一昼夜中7~8个小时都是用于睡觉的，也有的人每昼夜只需3~4个小时就足够了。有研究指出，如果省却睡眠中对恢复体力无用而又占时间较多的慢波睡眠中的1期和2期睡眠的话，则一夜中睡4个小时就足够了。另外，衡量正常睡眠时间也应与每个人平时的睡眠习惯相结合，一个平常每晚睡9个小时的人，如果只睡6个小时则会产生不适感；反之，一个平常习惯于每晚只睡5个小时的人，只要本人感到自己睡眠足够，那就是正常的睡眠。因此，绝不能因为自己的睡眠时间少于大多数人的平均睡眠时间就认为自己得了失眠症。

（2）把正常范围内的变动当作失眠。老年人与其年轻时相比，睡眠时间减少，睡眠深度也变浅，夜间觉醒次数和时间增加，早晨也醒得较早，这些都是正常的生理现象。外界环境因素和精神刺激引起的暂时失眠是人体的正常反应，过一段时间后就可以恢复正常，这也不是失眠。乘飞机长途旅行的时差改变或突然改上夜班所导致的失眠，数天的调整和适应会恢复原有睡眠状态；精神负担过重，如生活和工作遇到挫折，或在重大问题上需要作出抉择时，出现的夜不能寐，一旦精神负担解除，便可恢复正常睡眠。存在上述这些情况时，消除思想顾虑，积极排除和减弱这些干扰因素是关键。如果这些干扰因素过强、持续时间过久，或者处理不当，对失眠产生恐惧心理，以致形成恶性循环，就极有可能发展为失眠。

（3）把其他不适感当作失眠。有些人把疲乏无力认作失眠；有些人怀疑自己患了某些躯体疾病也常把睡眠作为关注的焦点，从而认定自己患了失眠。有的人把做梦与睡眠不好相联系，其实，在快速眼动睡眠中，每一个人都有精神活动，醒后能够回忆，这就是梦。有梦的体验者，说明大脑具有良好的记忆功能，是一种健康的标志，多梦者很可能成为长寿的人。

（4）打鼾是正常现象，轻微或偶尔的打鼾常常无临床意义。如果整夜睡眠中（7小时左右）因打鼾引起的呼吸暂停超过30次，每次呼吸暂停时间超过10秒，就属于典型的睡眠呼吸暂停综合征了。

（5）乱吃药。在睡眠障碍患者中存在一个突出的问题是盲目吃药。许多失眠患者一旦睡不着觉就随意找几片安眠药吃，个别患者自行服用过多种药物，已产生了对催眠药物的耐药或依赖。其实，失眠由多种病因所致，首先要查明病因，再加以根治，不能乱吃药，尤其是儿童。对于由于精神紧张引起的心理生理性失眠，先要纠正患者对失眠的错误认识，消除患者的顾虑，再进行治疗。有些睡眠障碍是因为睡眠卫生习惯和行为不良造成的，可以通过纠正睡眠卫生习惯和行为等措施改善睡眠。镇静催眠药属于精神类药品，国家对此类药品的管理非常严格，要求医生根据患者的病情开方治疗。同时，精神类药品能够构成对人们行为的限制，不同的睡眠障碍选择的催眠药物不同，催眠药物长期使用可以使人产生药物依赖。因此，睡眠障碍患者应该去专科医院就医，在医生的帮助和指导下根据个体情况选择用药，不能自行盲目吃药。

病因篇

◆ 失眠的常见原因有哪些?

◆ 以失眠为主诉的患者人群有什么特点?

◆ 失眠与精神疾病的关系是什么?

◆ 环境与失眠有关吗?

◆ 声音和光亮度与失眠有关吗?

◆ ……

失眠的常见原因有哪些?

导致失眠的原因多种多样，大致可分为6个方面。

（1）内源性失眠。包括心理生理性、主观性、创伤、慢性阻塞性睡眠呼吸暂停综合征、中枢性睡眠呼吸暂停综合征、不安腿综合征、周期性肢体运动障碍和中枢性肺泡低通气综合征等。

（2）外源性失眠。包括睡眠卫生习惯不良、环境性、高原性、睡眠不足、强制性入睡、入睡相关性障碍、食物过敏、夜间进餐、催眠药物依赖等。

（3）昼夜节律失调性失眠。包括时差改变、倒班工作、睡眠–觉醒节律紊乱、睡眠时相延迟或提前和非24小时睡眠–觉醒等。

（4）精神疾病伴发的失眠。包括情感障碍、焦虑、人格障碍、躯体化障碍和精神分裂症等。

（5）神经系统疾病伴发的失眠。包括大脑变性疾病、痴呆、帕金森病、睡眠相关性头痛、癫痫和家族性致死性失眠等。

（6）其他躯体疾病伴发的失眠。包括心绞痛、慢性阻塞性肺疾病、哮喘、食管反流、消化性溃疡、癌症、慢性肝肾功能不全、甲状腺功能异常、艾滋病等。

以失眠为主诉的患者人群有什么特点?

人群中，有47%的人曾经有过睡眠困难，其中35%为一过性的，12%为经常性失眠。失眠患者中，半数为患有内科疾病，35%有精神、神经疾病，15%有心身疾病，12%服用药物并有依赖，12%有周期性肢体运动障碍，53%的慢性失眠患者有记忆困难。

在有睡眠障碍的人群中，仅有25%的人去看医生，有42.3%的失眠患者未采取任何治疗措施，36.4%的人服用过安眠药，但只有50.6%的人首次用安眠药来源于医生处方，其结果是：①仅仅半数失眠患者被医生确诊

（医生不问，患者不说）。②失眠患者大多未被治疗。③多数失眠患者患慢性失眠。

失眠与精神疾病的关系是什么？

失眠既是症状又是疾病，它可能是多种精神疾病的早期标志，如抑郁症、焦虑状态和酒精滥用，同时也是多种精神疾病的诊断标准之一。与正常人群相比，失眠在精神病患者中的发生率上升了3倍。抑郁症患者睡眠障碍发生率占93%，其中入睡困难发生率高达85%。欧洲的一项关于失眠的流行病学调查显示，精神疾病引发的失眠达36%，失眠的严重程度与精神症状的严重程度相关。在失眠人群中，焦虑症的发生率明显高于正常人，有25%~40%的失眠者有明显的焦虑状态，而长期失眠患者发生抑郁的风险显著增加，两者相互影响，恶性循环。因此，治疗伴有精神疾病的失眠优先选择抗抑郁治疗，联合使用催眠药物。

环境与失眠有关吗？

环境导致的失眠为外源性失眠，也称为环境性睡眠困难。大家都或多或少地有过切身的体会，睡眠的好坏与睡眠环境密切相关。当你临时换了睡眠环境，对新的环境一时不能适应，新装修的房屋及室内的地毯、家具等发出的异味，室内弥漫的香烟味，燃烧不充分的煤气味等都常让人不能安睡。室内绿色植物夜间会消耗氧气，鲜花的味道也能干扰我们的睡眠。在高压电线或变电站附近居住的居民，由于会受到高频电离电磁辐射的影响，也可能出现失眠。其他常见的环境因素还有卧室的光线过于明亮，室内温度过高或过低，噪声大，通风不良，同睡者的鼾声或频繁翻身，照顾婴幼儿、患者，陪伴或看护危重患者等。特别值得一提的是，住院患者的失眠与环境因素密切相关。医院内的多种环境因素和对自身健康问题的担心等，都会造成患者失眠。在环境因素导致的失眠患者中，外在因素占着主要地位，老年人和婴幼儿对环境因素改变较青年人更为敏感。此外，较为单调而机械的工作常导致环境性失眠增多。

声音和光亮度与失眠有关吗？

一般来说，超过70dB的声音就会导致人们无法入睡或觉醒，所以保持比较安静的睡眠环境是好的睡眠的先决条件。不同的人对声音的敏感性存在差异，对不同声音来源的敏感性也各不相同。长期生活在城市的人们对夜间来往车辆的声音不敏感，但偶尔居住在乡间时，夜晚的虫鸣、蛙叫，清晨的鸡啼声会导致他们不能入睡或早醒。科学家们也通过实验证实，在特别安静甚至可以隐约听到自己心跳声的环境中，人们也是很难入睡的。

现在认为，睡眠环境中可以有较规律的低分贝（小于50dB）的背景声音，如电风扇、空调的声音，应尽量避免突然出现高分贝声音的干扰。如果不能改善睡眠环境中的噪声干扰，可以选择一副合适的耳机来阻挡噪声。此外，一些人喜欢睡前听音乐来促进睡眠，如果不影响他人可以保持这样的习惯，但是如果同睡者不适应的话，应尽量不干扰他人的睡眠，尽量改变自己的习惯。

同样，在光线较暗的环境中比较容易让人入睡。有一些人会对黑暗的环境产生不安全感，可以采用在卧室中开一盏小灯的办法帮助睡眠。如果同眠者的睡眠时间与你不同，无法在你睡眠的时间降低光亮度，可以通过戴眼罩来阻挡光线。夜间的黑暗有助于睡眠，清晨的阳光则有助于我们在觉醒后快速地清醒起来。长期工作、生活在明亮环境下，可能出现头晕、心悸、情绪不稳甚至出现失眠，这是因为明亮的光线可以改变我们大脑的"生物钟"。此外，长时间在灯光下工作会降低我们对钙质的吸收能力，因此，在必须使用室内照明时，应该采用范围广的照明方式，光线照明的范围尽量地覆盖到整个书桌，保持照明亮度一致，避免光线频繁明暗的变化，同时避免光线直射我们的眼睛。

枕头和失眠有关吗？

枕头的合适与否直接关系到我们睡眠质量的好坏。选择的枕头应该和睡姿习惯一致，如果喜欢侧睡，那么枕头大小应该能同时支撑头和颈部，而平卧睡姿所需的枕头应该以支撑颈部为主。如果睡眠中时常大幅度翻身，那么枕头应该稍微大一些，免得一翻身就睡不到枕头上了。天然羽毛填充的枕头虽然价格稍贵，但软硬度适中而且经久耐用。用谷皮与壳（如荞麦皮）填充的枕头，只要大小合适，也是一种好的选择。无论何种枕芯，都会吸附人体的汗液而变得潮湿，因此应该经常翻晒，避免发霉变质。长时间使用的枕头，弹性会逐渐变差，应在适当的时候加以更换。如果睡觉醒来，常有落枕现象，应该考虑换用较为舒适的枕头。枕头的高度应该和使用者的肩高（约10cm）一样，否则会造成颈部过度屈曲，不利于颈椎的生理曲度。

床铺、睡衣等与失眠有关吗？

床铺应考虑到软硬度、弹性和透气性等因素，最好选择适合自己的床铺。床垫的选择很有学问，选择时，应先试坐在床垫边，然后起身看床垫刚刚坐的位置是否出现下陷，下陷则表示床垫太软。平躺在床上时，尝试将手掌插入床垫和腰之间的缝隙，如果手能轻易在缝隙中穿插就表示床垫太硬，如果手掌紧贴缝隙就表示软硬适中。若是选择双人床，最好带同伴一起测试。较重的人可在床垫上翻身，看床垫摇动是否会影响到另一方。床垫的厚度与它的承重力并没有必然的联系，因此，床垫并非越厚越好。和枕头一样，床铺的软硬度应该适中，过硬的床铺会使人常常翻身，难以入睡，醒后有周身酸痛的感觉，过软的床铺则使人在睡觉时脊柱处于弯曲状态，也不易获得良好睡眠。至于水床、磁床等其他材质的床垫是否有促进睡眠或者益于身心的功效就不得而知了。

床单和被褥也应该选择自己喜欢的颜色和样式，同时亦应有保暖、透气好、重量轻、易清洁等特性。另外，也应考虑不同季节对床单和被褥的需求。棉质、天然丝和羽毛等材质是较好的选择。夏季选用亚麻材质的床上用品会更加凉爽舒适。此外，睡衣也应考虑舒适性和吸汗性。

酒精与失眠有关吗？

酒精，化学名为乙醇，它的结构与临床上给患者做全身麻醉的乙醚类似，两者在药理作用上也很相似。少量的酒精能对大脑皮层起轻度麻醉作用，使人暂时忘掉一切烦恼，全身放松，还能够改善血液循环，使四肢末梢温暖，这时人很容易入睡，这也说明饮酒有一定的催眠效果，因此很多人习惯睡前饮一杯白酒或葡萄酒。但是，酒精并非催眠剂，有的人为了追求其催眠效果，逐渐增加饮酒次数，进而对酒产生耐受性；个别人为了达到催眠效果，加大饮酒量，殊不知醉酒状态会影响脑干的呼吸中枢，加重打鼾等症状，严重者甚至因呼吸抑制而死亡。

饮酒者会发现，喝酒后迷迷糊糊地入睡，并且常常在凌晨2~3时早早地醒来，再也无法入睡，严重影响后半夜的睡眠，以至于次日清晨起床后头脑不清醒，感觉睡眠不足。这是因为酒精在机体入睡后仍在体内代谢，并激活交感神经系统，引起警觉性增高、易唤醒、深睡眠期缩短、多梦和头痛等，这也说明饮酒会导致失眠。

酒精在体内什么时候能够代谢完全与饮酒的时间、饮酒量和个人的酒精代谢速度有关。当血液中酒精浓度降到零点，人体会出现遍及全身的激活反应，如出汗、容易唤醒、头痛、心率加快和做梦等，持续2~3个小时，同时可能会出现持续1天左右的反跳性焦虑症状，导致夜间难以入睡。喝酒成瘾还可以导致脑细胞损害，造成慢性失眠。对于有睡眠呼吸暂停综合征的人，饮酒可以加重打鼾，应该选择戒酒。总之，酒精不是催眠剂。

吸烟与失眠关系大吗？

各种烟草都含有尼古丁。研究发现，尼古丁对睡眠的作用与咖啡因相似，但也有区别。小剂量的尼古丁有轻度的镇静作用，大剂量的尼古丁和咖啡因近似，有兴奋作用，同时能够增加警觉性。尼古丁可增加肾上腺素的释放，兴奋中枢神经系统，起到唤醒机体和精神的双重作用，导致觉醒。临床观察发现，慢性吸烟者发生入睡困难的比例高于不吸烟人群，吸烟量大的人在半夜可能由于戒断症状而觉醒，说明吸烟确实能导致失眠。尤其睡前最好不要吸烟。

茶和咖啡与失眠有关吗？

饮茶、喝咖啡影响睡眠是众所周知的。人在疲乏或困倦时，喝上一杯浓茶或咖啡，立刻神清气爽、疲劳顿消，这是由于茶和咖啡中的茶碱或咖啡因能够兴奋大脑皮层，刺激脑干的网状上行激活系统。基于这种功效，不少人把喝茶或咖啡变成了一种嗜好，一些习惯于夜间学习的人，特别喜欢通过喝茶或咖啡来维持头脑的清醒，但是一旦上床睡觉，常常在床上一两个小时也睡不着，因此，对咖啡和茶敏感的人最好下午4时以后避免饮用茶或咖啡。也有一部分人睡前喝茶或咖啡照样能安睡，如果不喝可能还睡不好。咖啡因对这些人可能不起作用（不敏感），或者可能是睡前在一段时间内大脑皮层是兴奋的，而兴奋之后的抑制加上困意，会使睡眠变得更好。因人而异，建议失眠者尽量减少夜间饮茶或者不要饮浓茶。

饮食与失眠有关吗？

研究发现，葡萄糖和蛋白质这两种营养成分是影响睡眠的重要物质。葡萄糖进入血液后会刺激胰腺分泌胰岛素，胰岛素作用于胰岛素受体，最终使慢波睡眠比率增加。科学家首先用一种化学物质破坏大鼠胰腺的B细胞（分泌胰岛素），制成糖尿病大鼠模型，发现这种大鼠的慢波睡眠明显减少，而给其注射胰岛素后，大鼠慢波睡眠期明显增加。给正常大鼠静脉注射胰岛素抗体，使大鼠血液中游离的胰岛素明显减少，大鼠慢波睡眠也明显减少。糖尿病患者也存在这样的现象。在慢波睡眠期，生长激素分泌增加，体内蛋白质合成亦增加，进而使生长抑素分泌增加，使快速眼动期睡眠增加，说明蛋白质也参与睡眠过程。可见，葡萄糖和蛋白质均能促进睡眠。科学家发现，白天食用富含蛋白质的食物有助于体力和觉醒的维持，而晚上应以糖类含量高的食物为主，但避免饱餐。牛奶虽然有帮助睡眠的作用，但是因为它不易被快速消化，睡前饮用可能会干扰入睡。

运动与失眠有关吗？

适当的运动能改善睡眠。每天进行一些规律的运动有助于提高睡眠质量，但是应该避免傍晚以后运动，尤其不宜在临睡前2小时内运动，睡前运动容易导致交感神经兴奋性增高，心跳加快，体温升高，进而影响入睡。

性生活与失眠有关吗？

科学家认为性生活不完美是一部分人失眠的原因之一。如果一个人正处于性欲旺盛时期而又长时间得不到性的释放，神经系统会处于高度的亢奋状态，常常出现焦躁不安、失眠等，这种现象在女性可能表现得更为明显。心理学专家已经指出，缺少正常的性生活或者性生活不完美是女性失眠的主要原因之一。完美的性生活能促进睡眠，是由于热情奔放的性行为过后，全身肌肉放松，心灵在愉悦后得到极大的满足，能很好地缓解焦躁和失眠。

常用药物与睡眠的关系密切吗？

临床观察发现，很多种类的常用药物都可以引起失眠。例如：①中枢性降血压药物可乐定等，在睡前服用较大剂量可以引起失眠甚至严重失眠。②服用利尿剂呋塞米（速尿）、氢氯噻嗪等药物后，患者夜尿增加，同时引起血钾水平降低，导致失眠。③镇静催眠药地西泮（安定）等药物如用药不当，可以引起患者白天镇静、嗜睡，而夜间烦躁、失眠。④抗精神病类药多塞平、阿米替林等能使人兴奋性增高。⑤抗心律失常药普萘洛尔、普鲁卡因胺等对睡眠有明显的影响。⑥ 氨茶碱和麻黄素等支气管平滑肌松弛剂因有交感神经兴奋作用，可干扰睡眠。⑦激素类药物如强的松、甲状腺素等服用后可以使人兴奋，导致失眠。我们在治疗失眠患者时，应考虑到上述一些药物的影响，尽可能地选择对睡眠干扰少的药物。

慢性疾病与睡眠的关系有哪些？

能够引起失眠的疾病非常多，大部分是慢性疾病。精神类疾病，如焦虑、精神分裂症、躁狂症、躯体化障碍等，神经系统慢性疾病，如痴呆、帕金森病、睡眠相关性头痛、癫痫等，其他一些疾病如慢性阻塞性肺疾病、哮喘、贲门失弛缓症、慢性疲劳综合征、癌症、慢性肾功能不全、甲状腺功能亢进等，这些疾病不仅导致失眠，而且很容易出现昼夜节律颠倒。

做梦与疾病有关吗？

应该有关，因为梦对人体的状态改变是有反应性的。做梦本身是一种生理现象，只要存在快波睡眠，就有做梦的可能，但如果你感觉"做梦越来越多""最近我忽然停止做梦了"或者"我突然开始出现频繁的梦魇"，这种梦的改变可能提示一些身体内在的变化。

在一些疾病中，会出现梦回忆的增加，比如在发热和疼痛时，由于夜间醒来的次数增多，会感觉自己做梦增多。抑郁症患者，抑郁症状明显时，梦的内容常常是灰暗的、令人不愉快的。一些研究发现，心脏功能下降会影响梦的内容，心脏功能越差，有关死亡、离异的梦越多。一些睡眠障碍的患者，如发作性睡病、夜间肌阵挛综合征患者，常常会做很多的梦，而且是很生动的梦，常常能记住这些梦。患有睡眠呼吸暂停综合征的患者，则会出现做梦现象越来越少，虽然他们常从快速睡眠期醒来，但从没有感觉自己做过梦，可能是这些患者夜间经常因呼吸暂停被憋醒，严重扰乱了睡眠，使患者意识模糊，以致不能叙述他们的做梦体验。

睡眠中做噩梦是为什么？

噩梦是指一种以恐怖不安或焦虑等为特征的梦境体验。醒后，当事人都能清楚地回忆。噩梦一般发生在快速眼球运动相睡眠期（快波睡眠），由于后半夜快波睡眠所占比例高，噩梦在后半夜发生的机会更多。噩梦的发生与以下一些因素有关：①精神因素。人在受到精神刺激或者经历异乎寻常的事情后非常容易做噩梦。一些儿童在睡眠前听到或看过惊险、恐怖的电影、电视或音乐等，可以在睡眠中发生噩梦。成年人在遭受重大打击和精神创伤等情况后，可以在相当一段时间内做噩梦。②药物。一些提高中枢兴奋性的药物，如三环类抗抑郁药、中枢性降压药等可提高中枢神经系统的兴奋性而诱发噩梦。③特殊的人格特征。据调查，20%~40%的做噩梦的人存在各种人格障碍或精神分裂症症状，而且，经常做噩梦的人可能更易患精神类疾病。④睡眠姿势不当。如果睡眠中手臂等物体压迫到胸口，也会做噩梦。

食物过敏会引起失眠吗？

可以肯定地说，食物过敏会引起失眠。有些人在食用某种食物后会产生变态反应，引起入睡困难和易醒，医学上称为食物过敏性失眠。在引起过敏的食物中，牛奶最为常见，其他食物有蛋类、鱼类、花生米等。食物过敏性失眠多发生在2岁以内的幼儿，从出生或者采用牛奶等人工喂养后发生。极少数的成人也有发生。多数患者起病急，当食用引起失眠的食物后不久就会出现入睡困难、易醒、皮肤瘙痒、胃肠道不适等食物过敏的症状，这些症状反过来又加重睡眠障碍，患者还可以出现情绪不稳定、易激惹等精神症状。婴幼儿随着年龄的增长多自行缓解。多数患者预后良好，但少数患者可能会因过敏导致支气管痉挛、喉头水肿等，甚至危及生命。

安眠药会引起失眠吗？

安眠药治疗失眠也可以引起失眠，主要见于长期服用镇静催眠药物产生耐受或者突然停药引起药物的戒断情况，称之为催眠药物依赖性失眠。常见的药物有苯二氮䓬类药物和苯巴比妥类药物。催眠药物依赖性失眠可以分为心理性依赖和生理性依赖两种。生理性依赖（躯体性）也就是药物成瘾，存在很明显的个体差异。有些患者长时间使用镇静催眠药物也不会产生药物耐受，而有些患者在连续使用镇静催眠药3周后，突然停用就会出现严重的失眠。催眠药物依赖性失眠常见于慢性失眠患者，以及同时存在紧张、焦虑或抑郁等症状的个体。

神经衰弱会引起失眠吗？

神经衰弱可以引起失眠。神经衰弱是由于长期的情绪紧张和精神压力，使大脑功能轻度障碍所导致的精神活动能力减弱，患者多表现为精神易兴奋，脑力易疲劳，伴有多种自主神经功能紊乱、情绪障碍、睡眠障碍和各种身体不适的症状。神经衰弱的临床表现多样，但它并非是一种神经系统器质性疾病。本病的好发年龄在16~40岁之间，以脑力劳动者为多，常迁延不愈，症状波动，时轻时重。神经衰弱多数是由于工作或学习负担过重、睡眠不足、不良情绪如亲人亡故、事业受挫、人际关系不良等心理、社会因素造成大脑内抑制过程弱化，自制力减弱，神经兴奋性增高，继而出现大脑皮层功能弱化的表现。神经衰弱患者多有入睡困难、难以熟睡或早醒、觉醒后不易再次入睡、多梦等症状。

抑郁症会引起失眠吗？

抑郁症患者会出现失眠，而且失眠有可能是临床比较突出的、早期的表现。很多患者在临床尚未出现抑郁症的其他症状时，失眠可能已经出现。抑郁症主要表现为情绪低落，郁郁寡欢，悲哀，日常生活中的兴趣和欢乐消失，有自责、自罪心理。抑郁症患者社会活动少、无力、易疲劳，绝大多数患者有失眠。抑郁症患者的失眠主要表现为入睡困难、睡眠维持困难和早醒，过早觉醒更为常见，而且醒后不能很快地再度入睡，因此总睡眠时间缩短。随着患者年龄增加，后半夜睡眠障碍会变得越来越严重，患者经常在半夜2~3时醒来，思绪万千，情感处于悲哀境界里不能自拔，因此，凌晨时常常发生抑郁症患者自杀的现象。失眠的严重程度与抑郁症严重程度有直接关系。当病情严重时，睡眠时间极度缩短，但白天并无明显困意，只感到极度的疲劳和失落感，这是因为觉醒水平增高，使白天入睡也较困难，这也是抑郁症患者失眠的重要特点之一。

强迫症能引起失眠吗？

强迫症可以导致失眠。强迫症也称为强迫症性神经症，是一类以反复出现强迫观念或者强迫动作和行为为主要表现的精神障碍。强迫症的发生与精神因素和性格缺陷有关。患者表现为强迫性观念和强迫性行为或动作。强迫性观念表现为强迫性怀疑、强迫性回忆、强迫性联想、强迫性意向、强迫性情绪和对立观念等。常见强迫行为有强迫洗涤、强迫询问、强迫礼仪等。强迫症患者的睡眠障碍多表现为睡眠浅、易觉醒和觉醒次数增多等。

癫痫发作影响睡眠吗？

癫痫发作肯定会影响睡眠。癫痫患者或多或少地存在一定程度的睡眠障碍，这与癫痫发作及痫性放电影响睡眠结构有关。有学者发现，癫痫患者非快速眼动睡眠第1期、第2期显著延长，非快速眼动睡眠第3期、第4期显著缩短，觉醒次数增多，睡眠潜伏期延长。原发性或继发性全面性癫痫如果在睡眠中发生，则可观察到患者的总睡眠时间和快速眼动睡眠时间缩短，浅睡眠时间延长，入睡后觉醒次数增多。有些癫痫患者在发作间期的睡眠结构和健康人虽无显著区别，但睡眠各时相间的转换频率、觉醒次数及觉醒时间均增多，睡眠结构不稳定，出现断裂，这些变化在颞叶癫痫中表现得尤其明显。因此，癫痫对于睡眠是有影响的。

紧张不安能影响睡眠吗？

紧张不安也就是医学上通常所说的焦虑。焦虑在临床上比较常见，通常发生在成年人，女性比男性更为多见。焦虑导致失眠是临床上最常见的失眠类型，大多数患者因精神紧张、工作或思想压力大、生气、环境变化等因素，引起焦虑情绪，由此形成失眠，并且因为失眠而加重焦虑。焦虑患者常说自己心烦意乱，坐立不安，心理紧张，胡思乱想，并引发头痛、失眠、困倦乏力、多汗、心悸等现象。焦虑患者时常处在一种持续性不安、紧张、恐惧等情绪状况下，时常莫名其妙地紧张、不安，乱发脾气，担心会发生不愉快的事情。他们常常为未来的事情发愁、苦恼、烦躁，其精神状态表现为怀疑、忧虑、抑郁、惶惶然有如大难临头，整天提心吊胆、紧张不安，常因小事而烦恼、自责、发脾气、坐立不安。由于焦虑情绪过度，引起自主神经功能失调，出现手脚多汗、心悸、呼吸急促、肌肉收缩、颤抖、尿急、尿频、胸部压迫感、腹胀、腹泻、咽部阻塞感、四肢麻木无力等症状，同时并存焦虑的其他表现，如背部有发热感、腰腿酸软、耳鸣、表情呆滞等。

绝大多数长期焦虑患者存在睡眠障碍，其中约30%的患者认为自己睡眠方面的问题很严重。焦虑性失眠的基本特征是入睡困难和睡眠维持困难，这是由于对于某些生活事件的过度焦虑和期待所致，或与焦虑性梦境导致的频繁醒转有关。患者无论是处于清醒状态还是刚刚入睡状态，都会受到冥思苦想或焦虑不安经历的影响，因此，临床以入睡困难为最突出的表现。患者躺在床上，翻来覆去不能入睡，脑子总是在思考，不能控制自己的思绪，越想越兴奋，越兴奋就越睡不着，时间久了便出现了对睡眠的恐惧，一到晚上就在思考今晚会不会睡着，总是在担心失眠，结果真的不能入睡。焦虑障碍可持续数年，呈慢性状态，与之相关的睡眠障碍也可持续多年。一些患者依赖于镇静催眠药来帮助睡眠，镇静催眠药物的滥用可能又导致了新的睡眠障碍，形成恶性循环。

精神分裂症会引起失眠吗？

精神分裂症常会引起失眠。由精神分裂症引起的睡眠减少或睡眠增多称为精神分裂症相关性睡眠障碍。精神分裂症是最常见的一种精神病，主要表现为感知、思维、情感、行为等方面的障碍和精神活动与环境的不协调。睡眠障碍是精神分裂症常见的临床症状之一，睡眠障碍的病程也与精神分裂症的病程相一致。精神分裂症相关性睡眠障碍的病因和发病机制目前还不十分清楚。分析睡眠与觉醒的神经生化调节机制与精神分裂症发病机制的相关学说，我们可以看出两者之间存在着密切的联系。无论是首次发病还是复发性精神分裂症患者多存在睡眠障碍，而且睡眠障碍常常作为精神分裂症的首发症状，入睡困难又常是许多精神分裂症患者，特别是精神分裂症急性期患者的重要主诉。

临床观察发现，患者通常存在入睡潜伏期延长，并且睡眠潜伏期可延长至数小时或更长，同时，患者的昼夜周期可部分或完全倒转，甚至恢复到多相性睡眠模式。某些慢性精神分裂症患者睡眠障碍表现为睡眠时间减少、浅睡多梦或觉醒次数增加、觉醒后难以再度入睡等。

慢性阻塞性肺疾病会引起失眠吗？

慢性阻塞性肺疾病会引起失眠。以慢性通气功能障碍为特征的肺部疾病所出现的睡眠紊乱称为慢性阻塞性肺疾病性睡眠障碍。慢性阻塞性肺疾病以慢性肺气肿、慢性支气管炎和哮喘最常见。慢性肺气肿与睡眠关系密切，正常人快速眼动睡眠期间存在间歇性低通气，血氧饱和度轻微下降，慢性肺气肿引起的失眠与以下因素有关。

（1）与睡眠相关的低氧血症。慢性肺气肿患者在睡眠（尤其是快速眼动睡眠）期间由于肌肉松弛、对低氧反应迟钝、通气/血流比值失调、功能残气量下降、生理死腔增加等原因，进一步加重肺气肿的通气受限，发生夜间低氧血症。这种与睡眠相关的低氧血症不仅引起肺动脉压增高，促进肺源性心脏病的发展，导致心律失常，甚至是睡眠期死亡，它也是睡眠质量受损的重要原因。

（2）慢性肺气肿与阻塞性睡眠呼吸暂停综合征并存的发生率为10%~25%。阻塞性睡眠呼吸暂停综合征能加重慢性肺气肿的夜间低氧血症和睡眠障碍。

（3）肥胖因素。睡眠障碍通常与卧位呼吸急促共存，肥胖会加重呼吸急促，促发睡眠障碍和低氧血症。

（4）慢性肺气肿的治疗药物（如茶碱）可导致睡眠障碍。

（5）频繁咳嗽、咳痰等也可以引起睡眠障碍。

哮喘会引起失眠吗？

哮喘会引起失眠。如果在睡眠期间出现哮喘发作，并由此导致睡眠紊乱称为睡眠相关性哮喘。睡眠相关性哮喘的发作与夜间气道的生理功能变化有关。夜间气道狭窄是一种正常的生理现象，哮喘患者尤为明显，这也是导致夜间哮喘发作增多的主要原因。夜间气道狭窄的可能机制是睡眠相关的多种生理因素发生节律性变化，进一步影响气道自主神经的张力。清晨时段能使支气管收缩的迷走神经兴奋性相对增高，而使支气管扩张的非肾上腺素能和非胆碱能交感神经 β 受体功能低下，导致细胞内 cAMP 水平增高，不能阻止生物活性物质的释放，从而引起夜间哮喘发作。

心脏病患者的失眠是如何发生的？

心脏病不一定都会引起失眠，但心脏病患者伴发失眠的非常多，这可能与心脏病患者的精神紧张和心脏病本身的不适两方面因素有关。如病态窦房结综合征多在夜间发病，而且在睡眠过程中易发生猝死。对多名病态窦房结综合征患者的观察发现，患者在夜间易出现窦性停搏或者窦房阻滞，这些异常能使心脏射血减少，继发全身各脏器血液供应不足，可以出现脑缺血等症状。

心绞痛也是常见的影响睡眠的心脏病。睡眠期间发生的与心肌缺血有关的睡眠紊乱，称为夜间心肌缺血相关性睡眠障碍。本病在欧美国家极为常见，在我国的发病率也逐年上升。心肌缺血的发生与年龄、心脏病严重程度、睡眠神经调节和效率、睡眠期间冠状动脉血供的病理生理变化、血压变化、低氧血症等因素有关。冠心病患者心肌缺血的好发时间是在半夜或凌晨。近80%的夜间心肌缺血发生于快速眼动睡眠期，稳定型心绞痛、自发性心绞痛和卧位性心绞痛常常发生在午夜熟睡至清晨期间，凌晨快速眼动睡眠期更多见；猝死可能集中发生在快速眼动睡眠期，特别在凌晨2时到睡醒前的最后一个快速眼动睡眠期。

夜间心肌缺血相关性睡眠障碍多表现为睡眠中反复觉醒、入睡困难、觉醒困难和睡眠呼吸暂停综合征等。夜间心肌缺血相关性睡眠障碍还可因心肌缺血时胸部压迫感、紧缩感或疼痛，使患者从睡眠中醒来而影响睡眠。阻塞性睡眠呼吸暂停综合征是缺血性心脏病、原发性高血压的独立危险因素，也是夜间心肌缺血相关性睡眠障碍的原因之一。夜间心肌缺血患者中阻塞性睡眠呼吸暂停综合征的发生率显著高于普通人群，患者因缺氧可以频繁地从睡眠中惊醒，导致睡眠破碎、白天困倦等。

由左心功能不全引起的心源性哮喘患者，常常会在入睡后1~2小时憋醒，这是由于睡眠期间迷走神经相对兴奋，冠状动脉收缩，使心肌缺血缺氧加重。平卧位时回心血量明显增加，加重心衰程度，而此时不稳定的睡眠状态，又可以使交感神经系统突然兴奋，心率加快，血压升高，加重心衰。总之，心脏病确实能干扰睡眠，所以保证合理有效的睡眠，是帮助心脏病患者康复的一个重要前提。

胃食管反流会引起失眠吗？

胃食管反流会引起失眠。睡眠期间，胃和十二指肠内容物通过食管下括约肌反流至食管，并由此产生睡眠紊乱。正常人可以发生生理性胃食管反流，多见于白天餐后，睡眠中发生者较少。一般胃食管反流时间短，每天在1小时内，无任何症状。病理性胃食管反流在白天和夜间均可发生，反流时间长且频发，由于引起黏膜损伤而产生临床症状。睡眠相关性胃食管反流常常引起睡眠障碍。胃食管反流病因包括食管下括约肌功能不全、胃排空慢、食管蠕动功能低下、肥胖或怀孕等。

科学家通过灌注盐酸试验，观察到轻、中度食管炎患者较正常志愿者睡眠期（包括快速眼动睡眠期和非快速眼动睡眠期）吞咽频率和唾液分泌均显著减少，酸清除延缓，绝对清除时间较非睡眠时延长近2倍。平卧位睡眠可引起食管下括约肌排酸机制减弱，导致夜间反流显著多于日间，患者因反流后的胃灼痛而从睡眠中激醒，干扰正常睡眠。

皮肤瘙痒会引起失眠吗？

皮肤瘙痒的患者常被难以缓解的瘙痒感困扰，容易失眠。皮肤瘙痒的机制目前尚不清楚，通常认为，皮肤瘙痒的感觉发生于表皮内真皮浅层的神经末梢，并通过脊髓丘脑侧束上传到视丘和感觉中枢。引起皮肤瘙痒的原因很多，外因有气候的变化、寄生虫、昆虫的蜇咬、食物和药物以及皮肤炎性的渗出物等，内因有精神紧张、皮肤温度的变化、皮肤汗腺和皮脂腺分泌的改变等。在白天，由于工作和学习可以分散和减少中枢神经系统对瘙痒的感觉，但是在夜间，大脑对瘙痒的感觉相对增加，患者觉得瘙痒难耐而失眠。因此，一旦发生皮肤瘙痒，应该积极地寻找诱因，及时处理。

甲状腺功能亢进会引起失眠吗?

　　甲亢是甲状腺功能亢进的简称,甲亢会引起失眠。这种由于甲状腺激素分泌过多而产生的睡眠紊乱称为甲状腺功能亢进相关性睡眠障碍,临床比较常见。失眠是甲亢患者的常见症状,表现为入睡困难、频繁自发醒转和睡眠不安,也可有夜间多汗、梦魇。甲亢失眠中,女性发生率明显高于男性。失眠与年龄、抑郁、焦虑、躯体化症状和人际关系等因素呈显著正相关。甲状腺功能亢进相关性睡眠障碍可随着甲亢的逐渐控制和好转而逐渐消失。

症状篇

失眠有哪些表现？

失眠的临床表现主要是白天不能保持正常、敏捷的觉醒状态，出现缺睡的各种症状，如早晨起床后无清醒感，白天头晕、疲乏，脾气急躁、易怒，总是觉得无力或频繁地瞌睡。还可以出现各种认知功能受损症状，如工作学习能力下降、记忆力减退、注意力不能集中等。胃肠道症状表现为食欲差、消化不良、腹部饱胀感等。失眠还可以出现头痛、肢体或面部麻木、呼吸困难、心慌、血压波动、多汗和月经不调等。这些临床症状极大地影响白天的工作和生活，并且增加事故和差错的发生率。失眠患者常会为自己的病过分担忧，常将自己的病情和几件印象较深的烦心事挂在嘴边，不能忘怀，致使自己长期处于抑郁、焦虑和烦恼中不能自拔。其实，最影响健康的不是不能入睡，而是焦虑，慢性失眠伴发抑郁性情感障碍或其他躯体性疾病，导致恶性循环，更为可怕。

失眠的分级标准是什么？

失眠的三段分级标准是：①早段失眠。卧床超过30分钟不能入睡。②中段失眠。睡觉中间醒来，卧床超过30分钟不能入睡。③末段失眠。早醒比平时提早30分钟，并持续存在。

什么是学得性失眠？

学得性失眠又称为心理生理性失眠，是指患者过分关注自己的睡眠问题而引起的一种失眠类型，属内源性睡眠障碍。患者内在的因素（如试图入睡的意图）是失眠的始动因素，可由任何原因引起，这些人常常敏感于任何事物，失眠前的睡眠已经处于边缘状态，偶尔的睡眠较差逐渐演变为失眠，童年时代父母对于患者睡眠的过度关注也可成为一种易感因素。学得性失眠患者中女性多于男性，始于青年，至中年期逐渐增多，很少见于少年儿童。

学得性失眠都有哪些临床表现？

学得性失眠最有特点的临床表现是学得性阻睡联想，这是患者过分关注自身睡眠问题产生的结果。患者常常是越接近睡眠时间越紧张、焦躁，在不能很快入睡时，会尽力迫使自己入睡，结果是不但睡不着，反而更加兴奋和焦躁，最终形成恶性循环，越想入睡，就越激动，就越不能入睡，严重破坏了入睡能力。有的患者还表现为对卧室的负性期望，卧室成为失眠的外在因素，只要在卧室中睡觉就失眠，而当患者改变环境（如坐车、看电视等），没有刻意入睡意念时，就可以轻松入睡。学得性失眠的第二个临床特征是"颠倒的首夜效应"。正常睡眠的人一般在陌生环境中的第一个晚上睡眠较差，但学得性失眠患者在家里经常失眠，到陌生的环境反而会睡得非常好。典型的学得性失眠患者还可以出现肌肉紧张度增高和血管收缩的表现，如手足冰冷、紧张性头痛等。情绪低落、疼痛、入睡环境改变等引起的失眠也可能成为学得性失眠的促进因素。如果得不到适当治疗，学得性失眠可以持续相当长时间，随着失眠时间的逐渐延长，恶性循环的形成，患者的失眠症状可能会越来越严重，伴随失眠的一些并发症也应运而生，如镇静催眠药的过量使用、酗酒、药物滥用等，会严重损害患者的健康。

学得性失眠对健康有哪些影响？

如果不及时给予有效治疗，学得性失眠的病程可持续数十年。随着失眠时间的逐渐延长，患者的失眠愈加严重，这些患者常常服用大剂量的镇静催眠药或同时饮用大量的酒精以帮助入睡。也有患者因为精神紧张而经常应用一些中枢兴奋药物，导致药物依赖、药物滥用或者酗酒。这些情况常使患者的健康每况愈下。

什么是假性失眠？

假性失眠是指患者对自己的睡眠状态感知不良或者睡眠感觉缺失。患者虽然有失眠的主诉或者白天的嗜睡，但是本身不存在睡眠紊乱的客观证据（如多导睡眠图检查未见异常等）。假性失眠也称为主观性失眠。假性失眠多见于女性成年人。

假性失眠有哪些表现？

典型的假性失眠患者表现为患者的失眠主诉与客观检查不一致。患者常常坚持认为自己的失眠确实存在，但多导睡眠图检查的睡眠潜伏期、睡眠持续时间和觉醒次数等客观指标完全正常。假性失眠患者和其他类型的失眠一样也存在白天的疲乏无力、注意力下降等症状，随着病情的逐渐加重，也可以出现情绪的改变，如焦虑或抑郁症状。患者常常依赖镇静催眠药物，严重者可能发展为药物依赖。

终身失眠有哪些症状？

终身失眠也称为特发性失眠，一般是指从儿童期就出现的失眠，是一种终身都不能获得充足睡眠的一种特殊类型的失眠。这种失眠的病因不明，可能是由于中枢神经系统对睡眠-觉醒系统的调控异常。终身失眠非常少见，很多患者有家族史。这些患者的睡眠异常可以表现为不能入睡、觉醒次数增加或者早醒等。患者白天常出现疲劳无力、注意力和记忆力减退，严重干扰其生活和学习。与其他类型失眠不同的是，终身失眠患者的症状不受情绪的影响，多数患者已经习惯了这种长时间的睡眠不足，反而情绪非常稳定。如果终身失眠患者同时存在不良的睡眠卫生习惯或者药物滥用等情况，那么他的临床表现可能更加复杂多变。

心理因素导致的失眠有哪些临床表现?

心理因素导致的失眠都存在应激性因素和应激性反应。发生失眠前都存在明确的心理刺激，如亲友病重或死亡、面试、考试、工作变动或家庭出现矛盾等，多数患者都能明确认识产生应激的原因。这种失眠可以发生在任何年龄的人，女性多于男性。心理因素导致的失眠可以表现为入睡困难、早醒等，少数患者出现白天嗜睡，同时伴有明显的情绪变化。特别严重的患者可能影响其社会功能和工作能力，甚至在失眠发生后出现幻觉、妄想等急性精神病症状。这种心因性失眠持续时间多较短暂，并且随着个体对应激性因素的逐渐适应或应激性因素逐渐去除，失眠逐渐缓解。如果应激事件突然发生，心因性失眠可以在应激事件发生后的数天内就出现，如果应激性因素持续存在，失眠症状可能会持续数月。大多数心因性失眠患者预后良好。

儿童期失眠都有哪些临床表现?

儿童期失眠主要表现是到了常规上床睡觉时间，儿童故意拖延或者拒绝上床，导致患儿入睡延迟，睡眠时间不足。如果照料者采用训斥、辱骂甚至殴打等强制性措施后，患儿可能较快入睡。但是，如果照料者不采用强制性措施，患儿就不能入睡。患儿由于睡眠时间不足，可以出现情绪不稳定，烦躁易激惹，注意力不易集中，学习、记忆和反应力下降等症状。5%~10%的儿童会发生儿童期失眠，没有明显的性别差异，病程持续时间不定，随着患儿年龄逐渐增长和接受教育，儿童会逐渐认识到睡眠的重要性，睡眠会逐渐得到改善。多数患儿预后良好，但少数儿童会到成年后仍有强制性入睡的情况。

老年人失眠的特点是什么?

失眠与年龄有一定关系。老年人的睡眠模式逐渐发生变化，表现为夜间睡眠浅而易惊醒，睡眠中出现多次短暂的唤醒和早醒，慢波睡眠第3期、第4期缩短或缺乏，睡眠效率下降；有些老人出现睡眠时相提前，表现为早睡早醒；也可出现多相性睡眠模式，即睡眠时间在昼夜之间重新分配，夜间睡眠减少，白天瞌睡增多，经常小睡，但在24小时中的总睡眠时间并不减少。以上说明老年人在获得深睡眠和长时间持续睡眠等方面的能力下降，而不是睡眠需要量的减少。美国的统计报道显示，在65岁以上人群中，只有12%的人没有受到过睡眠问题的困扰，其余人分别存在入睡困难、觉醒次数增多和早醒等睡眠问题。

老年人最常见的睡眠问题是早醒，这是由老年人的生理特点决定的，但实际上老年人在白天打瞌睡的时间也较多，研究发现，老年人一天中真正的睡眠时间加起来超过10个小时。为什么老年人的失眠比例较高呢？这是因为老年人的深睡眠时间减少，多梦，造成睡眠质量下降所致。对于老年人的失眠应积极寻找原因，对因治疗，不要简单地归咎于年龄。老年人机体各系统生理功能衰退，某些慢性疾病可能对睡眠产生干扰；或者因为退休、丧偶、独居或经济压力等，产生的精神心理问题干扰睡眠；或者是与老年人睡眠卫生不良、夜尿增多、增龄所致的睡眠能力减退、白天嗜睡过多等有关，易导致睡眠障碍。此外，老年人中常同时存在能够引起失眠的其他类型的睡眠障碍，如睡眠呼吸暂停综合征、不安腿综合征、快速眼动睡眠期行为障碍症和日落综合征等，这些睡眠问题在本书有关题目中已有详细论述。

什么是日落综合征？

日落综合征的发生与社会人口结构和家庭结构的变化有关。许多老年人独居于家中，或住在疗养院，或因疾病长年躺在病床上无法自由行动。正是由于老年人脑功能退化，且长时间局限在所居住的环境中，缺乏外在环境（特别是太阳光线）的刺激，当太阳落山、光线变得晦暗时，患者可能出现幻觉、躁动及意识不清的现象，称为日落综合征。日落综合征是意识水平降低的表现，应尽可能寻找原因，如是否存在痴呆，有无药物中毒、感染、电解质紊乱，是否突然停止饮酒或停用镇静催眠药。日落综合征的治疗包括遵守睡眠卫生的原则，限制白天小睡，在白天尽量让患者多暴露在阳光下（尤其是日出及日落时），维持夜间睡眠环境的稳定，不要经常变换睡眠场所，卧室内尽量使用柔和的灯光，必要时可服用抗精神病药物进行调节与控制。

安眠药引起的失眠都有哪些表现？

安眠药引起的失眠可以发生在任何年龄，多见于老年人。失眠发生前多有使用过安眠药或突然中断使用安眠药的历史。很多患者是由于安眠药物使用不当造成失眠的。一部分人因为失眠而使用安眠药，在取得最初的疗效后，因为担心会形成药物依赖而自行停药，这时严重的失眠反而发生了。一部分人在最初治疗时有效，随后疗效逐渐下降，自己提高治疗剂量来对抗由于药物耐受出现的疗效下降。随着安眠药剂量的逐渐加大，白天药物残留效应逐渐增加，出现白天睡眠增多、反应能力差、言语含糊、行动迟缓等症状，而患者更加关注的是安眠药物的疗效，并且错误地认为白天的这些不适症状是由于夜间的失眠造成的，到处寻医问药，不断接受多种安眠药的治疗。综上所述，安眠药引起的失眠一方面是由于患者存在各种心理刺激因素促发失眠，另一方面是由于药物耐受性的产生，虽然不断增加安眠药的剂量也不能获得满意的睡眠效果，一旦中断药物治疗又使失眠问题回到吃药前水平。由于再次失眠的主观感觉比未治疗前更差，使得患者反复使用安眠药，摆脱不了安眠药，病情反复，长久不愈。

兴奋剂引起的失眠有哪些表现？

兴奋剂的滥用可以引起急性或慢性中毒和戒断症状，失眠和睡眠紊乱是其中的主要症状之一。兴奋剂对睡眠的破坏作用存在明显的个体差异，并不完全受剂量的影响。对于既往存在精神疾病和人格障碍的人来说，更易发生兴奋剂相关的睡眠障碍。

常见的兴奋剂有苯丙胺、可卡因、甲状腺素和咖啡因等。这些药物一般用于治疗支气管扩张、低血压、多动症等疾病，在青少年中使用的几率较大。患者在开始接受某种兴奋剂治疗或者增加剂量时出现入睡困难，在治疗持续一段时间并且剂量稳定后，睡眠障碍可以逐渐消失。少数患者在服药间歇期会出现睡眠节律紊乱，如在明显的嗜睡后常出现不想睡眠的状态，还可以有多话、动作多等轻躁狂症状以及偏执观念和刻板行为。一旦发生药物耐受，患者常常通过不断加大剂量和采用静脉途径给药来实现药物使用后的欣快感觉。出现药物耐受，不能即刻停药，一旦停药，可以出现戒断症状，如嗜睡、易激惹、没有精神等。患者的病程长短不一，预防的关键是不能滥用兴奋剂。

饮酒引起的失眠有哪些表现？

前面我们已经提过，饮酒可以引起失眠，长期饮酒更会引起慢性失眠。在医学上，乙醇是一种镇静剂，持续摄入乙醇而引起的睡眠障碍称为乙醇依赖性睡眠障碍。这种睡眠障碍与滥用乙醇后产生的耐受性和戒断有关。任何导致入睡困难的情况都可能成为滥用乙醇的原因和发展为乙醇依赖性睡眠障碍的易感因素。精神疾病和人格障碍的个体也是乙醇依赖性睡眠障碍的好发人群。

饮酒所致的失眠多见于中老年人，患者多因入睡困难而借助饮酒来帮助其入睡。饮酒的时间多在上床入睡前3~4小时。在刚开始的时候，饮酒确实能改善其入睡困难的状况，但随着耐受性的产生，乙醇帮助入睡的作用逐渐减弱，患者常主诉会从梦境中突然醒来，同时伴有出汗、头痛和口干等轻度脱水和酒精戒断症状。如果患者突然停止饮酒，就会出现严重的失眠，夜间多次觉醒。有些患者没有表现出明显的生理性依赖而表现为典型的心理性依赖，主观上认为只要继续每天晚上喝酒就不会出现睡眠问题。

一些患者因为饮酒量的不断增加或者同时合用了苯二氮䓬类镇静催眠药而易发生呼吸抑制等危险性情况，更有一些患者发展为慢性酒精中毒。

倒班的人失眠有哪些临床表现？

倒班工作者的睡眠障碍多表现为失眠或嗜睡。实验研究发现，工作时间不规律的人睡眠期多出现在清晨的6~8时，并且不能保持正常的睡眠长度，常常影响快波睡眠和慢波睡眠的第2期，表现为总的睡眠时间减少1~4个小时。他们在主观上表现为对睡眠不满意，尽管他们尝试使自己适应目前的条件和睡眠状况，但还是会出现失眠，并且这种睡眠状况会持续存在于整个倒班的工作期间。早班工作的人容易出现入睡困难和唤醒困难。中班工作的人容易出现睡眠启动困难。倒班工作者可以出现警觉性下降、工作和生活质量下降的情况。有些人会将工作以外的时间都用来恢复睡眠，进而影响他的社会功能和人际关系。长时间的睡眠紊乱可能会发展为慢性睡眠障碍，如果倒班工作者试图通过服药和饮酒等方法来改善睡眠可能会导致药物和酒精依赖。

什么是睡眠时相延迟综合征，有哪些症状？

睡眠时相延迟综合征患者常常主诉入睡晚，一般入睡时间在凌晨2~6时。入睡后，睡眠可以维持正常，但早晨多数不能在正常的起床时间醒来，影响白天工作。为了维持其社会功能的完整，早晨患者常被强制性地唤醒，因此患者的总睡眠时间缩短，白天出现睡眠不足症状，如打瞌睡、疲劳无力、工作和学习效率降低。白天出现的嗜睡症状，在早上最明显，下午逐渐减轻。嗜睡的程度主要取决于睡眠缺失的程度。到了节假日，患者起床时间会延迟，这是因为在节假日不需要遵守平日的作息时间，可以按照他自己的睡眠–觉醒节律来进行睡眠。患者在经历正常睡眠周期后，会自行醒来，并得到睡眠后的满足感。睡眠时相延迟综合征的睡眠障碍是长期逐渐形成的，病程多在数年以上，常见于青少年，男性多于女性，目前缺乏有效的治疗方法。

什么是不安腿综合征，有哪些临床表现？

不安腿综合征是指在静息状态下出现难以形容的肢体不适感，迫使肢体产生不自主运动。症状突出发生在夜间。不安腿综合征本身是一个临床症状，多见于缺铁性贫血、叶酸和维生素B_{12}缺乏、周围神经病损、怀孕、风湿性关节炎、糖尿病、慢性肾功能不全、肿瘤等患者，有些患者有家族史。

不安腿综合征最有特征的临床表现是在静息状态下出现难以形容的下肢不适感，下肢活动后症状可以短暂性地部分或者全部缓解，肢体运动停止后症状可再次出现，多见于中老年患者。这种肢体的不适表现为虫爬感、蠕动、拉扯、刺痛、发痒、沉重感、抽筋、发胀或者麻木等，主要出现在双侧的下肢、腓肠肌和大腿部，严重时可波及上肢和躯干。肢体两侧的严重程度可以不完全对称。为减轻症状，患者时常走动或不停地搓腿，难以平静。症状一般在夜间休息或者身体放松时出现，在睡眠和觉醒交替时最为严重，白天久坐后也可以出现不适。不适感觉持续时间可长可短，常常严重影响患者的睡眠，导致患者入睡困难、易醒等，是睡眠障碍的一种形式。

有些患者会有意推迟睡眠时间，时间长了可能会发展为睡眠时相延迟综合征。不安腿综合征患者不仅自身存在睡眠障碍，有时还会影响同床者甚至是家人的睡眠，导致人际关系不良。患者可以出现情绪改变，可伴有明显的焦虑或抑郁，严重者影响其社会功能。睡眠障碍加上肢体的不适感觉可以形成恶性循环。不安腿综合征一般病程较长，症状可以出现波动、加重，部分患者症状可自行消失。患者的神经系统体格检查常无异常发现，肌电图和肌肉活检等均正常。有时可发现患者小腿的皮温偏低，存在不同程度的贫血以及血清铁降低等，这些症状与病因有关。

痴呆患者会出现哪些睡眠问题？

痴呆患者会出现睡眠问题，临床上将有认知功能障碍的慢性进展性变性脑病出现的睡眠紊乱称为痴呆相关性睡眠障碍。痴呆相关性睡眠障碍常见于阿尔茨海默（Alzheimer）病、酒精相关性脑病、血管性痴呆、中毒性脑病、外伤性脑病、皮克（Pick）病和脑积水等。痴呆患者出现的睡眠障碍提示了视交叉上核和其他睡眠维持系统的神经元和神经纤维变性，引起神经生物学变化，使睡眠-觉醒周期的调节功能受到影响。这样就会导致睡眠破坏，快速眼动睡眠和非快速眼动睡眠第3期、第4期在睡眠周期中所占百分比下降。阿尔茨海默病的病情越重，睡眠-觉醒周期紊乱越显著。反之，睡眠-觉醒周期紊乱又可加重痴呆患者的认知功能障碍。

有研究表明，痴呆患者褪黑素分泌节律紊乱也可能是产生睡眠障碍的重要机制之一。正常情况下，褪黑素分泌节律受光照的调控，呈昼夜节律性，夜间褪黑素的分泌在凌晨2~3时达到高峰，早晨太阳出来后分泌明显减少。痴呆患者不仅褪黑素含量下降，而且褪黑素的分泌节律也异常，24小时分泌曲线变得低平，昼夜节律性分泌障碍，包括位相前移、周期缩短、振幅降低、稳定性差等。痴呆相关性睡眠障碍也与患者社会活动不足、接受日照减少和增龄等因素有关。痴呆患者睡眠障碍表现为入睡困难、晨间早醒，睡眠维持能力下降，睡眠中频繁出现觉醒，睡眠呈片断性，由于夜间的睡眠破坏，导致日间瞌睡或过度睡眠。患者睡眠紊乱的特征性表现为日落综合征，即多于傍晚和深夜出现神志恍惚或意识模糊、漫游、焦急、不安、激惹、易怒和好斗，严重者出现谵妄。

帕金森病患者会出现哪些睡眠问题？

失眠是帕金森病和帕金森综合征患者常见的睡眠障碍主诉之一。中、重度功能障碍的帕金森病患者的失眠发生率高达80%。临床最常见的睡眠障碍症状是入睡困难、翻身困难、起床困难、下肢痛性痉挛、尿频、生动的梦境、梦魇和幻视等。

帕金森病患者特征性的睡眠异常是觉醒次数显著增多，导致睡眠片断化，白天表现为瞌睡增多，偶有睡眠-觉醒周期紊乱的发生。帕金森病患者中有15%~30%可先后出现痴呆，这些痴呆的帕金森病患者更易发生睡眠-觉醒周期的破坏，使睡眠紊乱症状恶化，其特征性临床表现为夜间觉醒和日间瞌睡，间歇性意识模糊可在夜间进一步加重。日间瞌睡的原因可能与患者服用多巴胺类药物的时间和睡眠节律的紊乱有关。经药物治疗后的帕金森病患者可能改变或加重原有的睡眠障碍，甚至产生新的睡眠问题。药物诱发的睡眠障碍常见于应用左旋多巴和溴隐亭等药物的帕金森病患者，占总数的80%~90%。患者的睡眠症状可表现为生动的梦境、睡眠中的牙牙学语、睡眠期震颤、睡行症、夜间不自主肌阵挛以及睡眠-觉醒周期紊乱等。

帕金森病最严重的睡眠问题是药物诱发的不良反应，常见生动的视幻觉、夜发性肌张力障碍、面部与躯干肌肉的舞蹈病样运动等。帕金森病患者还可出现夜惊，常在睡眠中突然哭泣或肢体出现某种运动性反应，事后不能回忆，同床者常反映患者睡眠中出现剧烈的肢体活动和自主神经症状，如皮肤潮红和发汗等，夜惊可能是长期使用多巴胺类药物产生幻觉症状的首发表现。帕金森病及帕金森综合征相关性睡眠障碍的症状常随着疾病的进展而恶化。流行病学资料表明，帕金森病患者出现周期性肢体运动障碍十分常见，但与睡眠片断化无关。睡眠片断化多先于睡眠行为改变和夜发性肌阵挛出现，同时，睡眠的片断化并非继发于睡眠呼吸暂停或周期性肢体运动障碍的睡眠障碍。

抗精神分裂症药物引起的失眠有哪些临床表现？

抗精神病药物一般可使患者过度镇静，其表现与过度睡眠相似，但有时也可引起失眠。抗精神分裂症药物引起失眠的主要原因是药物引起的静坐不能，表现为患者不能坐定、反复走动或原地踏步、不能入睡等。如果服用治疗精神分裂症药物后出现上述这些情况，应该积极去寻求医生的帮助，以便及时得到合适的处理。

慢性阻塞性肺疾病引起的失眠有哪些临床表现？

慢性阻塞性肺疾病引起的睡眠障碍非常常见，无性别差异。大多数慢性阻塞性肺疾病患者均会出现一定程度的睡眠障碍，无论是主观或客观评定睡眠质量均较正常人差，表现为睡眠潜伏期延长、入睡困难、浅睡增多、早醒、非快速眼动睡眠和快速眼动睡眠时间均减少。由于患者有气急、呼吸困难、夜间频繁咳嗽、咳痰等症状，可以出现夜间频繁、短暂的激醒，睡眠呈片断化，睡眠效率明显下降。部分患者需要半卧位睡眠，晨起后有疲劳感，偶有晨间头痛。

血氧饱和度下降时常伴有觉醒反应，即使血氧饱和度正常的患者也常常存在睡眠紊乱。由于患者缺少睡眠，白天常常有精神不佳、疲惫、嗜睡和焦虑等症状。慢性肺气肿急性加重期可以出现适应性睡眠障碍，可有精神抑郁和焦虑，工作、闲暇、娱乐、行走移动、家务管理、情感行为、警觉行为、社会关系等功能有比较明显的障碍，影响患者生活质量。

哮喘引起的失眠有哪些临床表现？

睡眠相关性哮喘导致睡眠障碍主要表现为夜间睡眠维持能力下降、睡眠中觉醒次数增加、觉醒时间延长、睡眠质量与睡眠效率下降、日间疲乏与过度嗜睡等，进而影响患者的工作效率，损害日间认知和学习能力。急性严重的哮喘发作因持续支气管痉挛，通气效率下降，部分患者发展成为低氧血症和高二氧化碳血症，夜间无法入睡，导致睡眠剥夺。茶碱、盐酸麻黄碱和激素等常用抗哮喘药物也可引起睡眠障碍。据统计，有2/3左右的患者因哮喘发作而夜间觉醒，接受常规治疗的哮喘患者中也有40%以上每夜都有觉醒。

长期慢性疲劳引起的失眠有哪些临床表现？

长期慢性疲劳可引起失眠。慢性疲劳综合征相关性睡眠障碍是指一组以持续或反复发作性的卧床休息不能缓解的疲劳所伴随的睡眠障碍。慢性疲劳综合征的发病率尚不清楚，女性多于男性，起病年龄通常在20~40岁。患者多从事压力较大的工作，可急性起病，也可缓慢起病。慢性疲劳综合征患者突出的症状是严重疲劳、乏力、疲倦不堪，卧床休息不能缓解疲劳，因而每日的活动减少50%以上，同时伴有很多躯体症状，如发热、畏寒、咽喉痛、头痛和肌肉疼痛、全身不适等，常常有焦虑、抑郁、悲观等情绪障碍和记忆力下降、注意力不集中等非特异性精神症状。睡眠障碍是最常见的非特异性精神症状之一，表现为入睡困难、睡眠浅、早醒、睡眠维持困难、症状随病情变化而变化。有睡眠障碍的患者躯体功能障碍更为明显。慢性疲劳综合征无明确的器质性躯体异常，症状随工作和生活压力过重而加重，呈持续或反复发作病程，大多数患者经过一段时间后可以自行缓解。

诊断与鉴别诊断篇

◆ 中医学是如何认识失眠的?

◆ 如何评价睡眠质量?

◆ 睡眠质量的评定标准有哪些?

◆ 诊断失眠的常用方法有哪些?

◆ 多导睡眠图检查是不是对所有失眠的患者都适用?

◆ ……

中医学是如何认识失眠的?

失眠是一种西医学通常使用的名词。中医典籍将失眠称为"不寐""不得眠""不得卧"和"目不瞑"等,这些名词是指经常不能获得正常睡眠,或者入睡困难,或者总的睡眠时间不足或不深,严重的人以彻夜不眠为特征。

不寐的病名首见于《难经·四十六难》,"不得眠""不得卧"和"目不瞑"的名称来自于《内经》。中医学著作中认为老人"卧而不寐"是因为"气血衰,肌肉不滑,荣卫之道涩"。而对于"不得卧",在概念上有两层含义,一层是指失眠,另一层是指因为疾病所苦,不能躺下。

现代中医学关于失眠有"失眠"和"不寐"两种说法,应该统一称为失眠。中医对于失眠的诊断主要是在病名下结合中医证候。气血不足,神失所养,阴虚阳亢,虚热内生,阳虚阴盛,心神不宁,肾水不足,心火亢盛等,皆能扰动神明,而出现失眠症状,这些属于虚证。痰浊、瘀血、虫扰和食积等原因引起的失眠,属于实证。失眠常常兼有多梦、心慌、乏力、气短、面白自汗、手足冰凉者,多是心阳不足,心神失于温养,神不安宁所致。如果失眠以不易入睡为主者,多是神不守舍,魂魄飞扬;兼有心悸、烦躁、多梦、潮热盗汗、腰膝酸软,为心肾不交,水亏火旺,扰乱心神所致。如果患者睡后易醒,同时有心悸、纳少乏力、舌淡脉虚,多为心脾两虚,血失化源,心神失养所致。失眠多梦,兼有急躁易怒、胁肋灼痛、腰膝酸软,多为肾水不足,不能涵养肝火,肝阴失于涵养,以致肝阳上亢,神魂不宁而产生。如果患者睡后时时惊醒,伴有胸闷、眩晕、胆怯心烦、口苦恶心,多为胆虚痰扰,情志郁结,化火生痰,痰热内扰,心神不安所致。如果患者夜寐不安,失眠伴有胸闷、腹胀、嗳气不舒、舌苔厚腻,多为食滞内停,胃失和降,浊气上泛,扰动心神所致。失眠兼有烦躁不安、登高而歌、弃衣而走多为痰迷心窍或为血瘀。失眠兼有胸闷、胸不能纳物、突然惊醒多为心胸血瘀所致。

中医学将失眠原因归为外感或内伤,致使心、肝、胆、脾、胃和肾等脏腑功能失调,心神不安所致。《内经》中认为,凡邪气作用于脏腑影响了卫气，使其不可入于阴者皆可导致失眠。《灵枢·邪客》中说到："今厥气客于五脏六腑，则卫气独卫其外，行于阳，不得入于阴。行于阳则阳气盛，阳气盛则阴跷陷，不得入于阴，阴虚，故目不瞑。"充分说明了五脏六腑皆可致失眠。《灵枢·大惑论》中详细地论述了"目不瞑"的病因机制，认为"卫气不得入于阴，常留于阳。留于阳则阳气满，阳气满则阳跷盛；不得入于阴则阴气盛，故目不瞑矣"。卫阳盛于外，而营阴虚于内，卫阳不能入于阴故不寐。隋代巢元方《诸病源候论·大病后不得眠候》中说："大病之后，脏腑尚虚，荣卫未和，故生于冷热。阴气虚，卫气独行于阳，不入于阴，故不得眠。若心烦不得眠者，心热也。若但虚烦而不得眠者，胆冷也。"指出脏腑功能失调，营卫不和，卫阳不能入于阴，是不寐的主要病机所在。明代的张介宾所著的《景岳全书·杂症谟·不寐》中说到："不寐证虽病有不一，然惟知邪正二字则尽之矣。盖寐本乎阴，神其主也。神安则寐，神不安则不寐；其所以不安者，一由邪气之扰，一由营气之不足耳。有邪者多实，无邪者皆虚。"此"有邪""无邪"是指由于机体内在气血脏腑功能失调，或者痰热的影响而言。作者明确指出以虚实作为本病的辨证纲要，同时在论治用药方面亦作了详细的描述，如："若精血虚耗，兼痰气内蓄，而怔忡夜卧不安者，秘传酸枣仁汤；盛者十味温胆汤"等。

失眠的辨证论治的原则是调整阴阳，补虚泻实。具体可以分为从肝论治，从心脾论治，从肾论治，从虚论治，从实论治等。汉代的张仲景在《伤寒论·辨少阴病脉证并治》中讲到："少阴病……心中烦，不得卧，黄连阿胶汤主之。"指出了少阴病热化伤阴后的阴虚火旺之不寐证的治疗方药。他在《金匮要略·血痹虚劳病脉证并治》篇中说到："虚劳虚烦不得眠，酸枣仁汤主之。"指出肝血不足、虚热烦躁的不寐证之治疗方药，该治法及方剂仍为现代的临床常用的治疗方法。因此，失眠的治疗应着眼于内脏的调治。

如何评价睡眠质量？

睡眠质量包括睡眠的深度和睡眠的时间两个方面。高质量的睡眠是指醒后周身舒适、疲劳感消失、头脑清醒，能精力充沛地从事各项活动。因此，只要睡得熟，睡得好，即使睡眠时间不足8小时，也可以获得足够的睡眠。睡眠浅的人不仅非快速眼动睡眠第3期、第4期时间达不到整晚睡眠的20%，而且快速眼动睡眠的比例也达不到20%~25%，即使延长了总的睡眠时间，患者仍然感到疲乏、困倦和无力。目前，国际上通行的睡眠分类方法是按照脑电图的变化、眼球运动的情况和肌张力的改变来划分的。

一般将睡眠分为快速眼动睡眠和非快速眼动睡眠两大类。睡眠质量的表达式是：Q（睡眠质量）=H（睡眠深度）÷T（睡眠时间）。可以看出，如果睡眠质量相对固定，那么睡眠深度和睡眠时间成反比。虽然每个人的睡眠时间为每天7~8个小时，但是一个人究竟需要多少睡眠时间才能维持身心健康，因人而异。在实际生活中，高质量的睡眠可以用以下标准来衡量：①入睡快，通常在10~20分钟内入睡。②睡眠深，呼吸深长不易惊醒。③无起夜或者很少起夜，没有惊梦现象，醒后很快忘记梦境。④起床快，早晨起床后精神好。⑤白天头脑清晰，工作效率高，不困倦。

睡眠质量的评定标准有哪些？

睡眠质量的评定，包括主观评定和客观评定两方面，只有把主观评定和客观评定有机地结合起来才能对睡眠做出较为合理的判断。首先，我们来看一下客观标准。对睡眠客观评价的准确与否直接关系到睡眠障碍的诊断准确性和研究结果的可靠性，睡眠客观评价的指标主要有以下几项。

（1）睡眠觉醒状态。这可以由多导睡眠图记录来进行判断。失眠的诊断一方面依靠医生问诊时获得的主观症状来了解患者的病因和病程，另一方面则需要借助一些客观的检查方法。目前经典的方法是多导睡眠图检查。多导睡眠图综合了脑电图、心电图、眼电图、肌电图和呼吸描记器等多种生理检测仪，可以更多地收集睡眠中的各种生理变化，对于失眠程度的判断和失眠的鉴别诊断有很大的帮助。同时，多导睡眠图被全世界公认为是研究催眠药物或其他形式治疗效果的有效工具，也是探讨药物或其他作用形式及作用机制的一种手段。

通过多导睡眠图能准确记录睡眠的客观情况。例如入睡时间超过30分钟定义为睡眠潜伏期延长；20小时内睡眠时间不足6小时30分钟定义为实际睡眠时间减少；睡眠中觉醒时间超过30分钟定义为觉醒时间增多等。

（2）睡眠深度或睡意。可以用唤醒阈值、平均诱发电位、脑电图功率谱、瞳孔描记图和睡眠潜伏期等方法进行评定睡眠深度。平均诱发电位有助于确定清醒至睡眠过渡状态，而睡眠潜伏期的测定可以判断睡眠的程度和性质。

（3）复原满意度。复原满意度是睡眠醒转后的自我感觉，如何客观地评定睡眠满意度仍有待于进一步的研究。

（4）睡眠－觉醒节律。睡眠－觉醒节律应该是由14天睡眠－觉醒节律图来反映的，这一图形可以诊断患者是否存在睡眠片断化。

上述4个方面是睡眠的客观评定方法，这些方法对那些主观评定有偏差的失眠患者有重要的价值，可以指导患者纠正对失眠的错误认识。

睡眠质量评定的主观标准是主观睡眠感不足，因此导致白天疲乏、头胀、头晕等脑力和体力的不支，通过各种睡眠量表测定判断。其中，匹兹堡睡眠指数量表就是一个很适合我国神经精神科临床和睡眠质量评价研究的量表，主要是对患者主观睡眠质量的评定，较为客观。它最后可转化成7个因子和一个总分，7个因子是：主观睡眠质量、入睡时间、睡眠时间、习惯性睡眠效率、睡眠障碍、催眠药物和日间功能。总分为这7个因子份数之和。

诊断失眠的常用方法有哪些？

睡眠的专项检查包括多导睡眠图、多次小睡潜伏期试验、肢体活动电图、清醒状态维持试验和电子瞳孔描记仪等，其中以多导睡眠图和多次小睡潜伏期试验在临床上最为常用。由于失眠常常是继发于各种疾病或环境因素，失眠相关病因的确定需要根据患者的具体情况选择性地进行各种辅助检查，如头颅磁共振检查、脑电图、心电图、肺通气功能等，以帮助我们明确神经系统或其他系统疾病引起的睡眠问题。

多导睡眠图检查是不是对所有失眠的患者都适用？

多导睡眠图是一种可以在整夜睡眠过程中，根据需要，连续地同步监测并且记录人体多项生理指标的检查方法，适用于各类失眠患者。多导睡眠图是由仪器自动进行分析，再由人工逐项进行核实，从而对睡眠的结构和进程、睡眠中的异常脑电活动、呼吸功能和心血管功能作出分析。同时，结合患者的临床表现，为睡眠障碍的诊断、分类和鉴别诊断提供客观依据，也可以为治疗方法和药物的选择、疗效的评价提供重要参考价值。目前认为，多导睡眠图检查是诊断多种睡眠障碍疾病的金标准，已经成为睡眠医学研究领域的极其重要的诊断和治疗工具。

什么是多次小睡试验？

多次小睡试验是由卡斯卡登和德门特两位专家设计的，主要用来测定患者在缺乏警觉性因素的情况下，其生理睡眠的倾向性，是评定白天过度嗜睡的严重程度、治疗效果和睡眠障碍相关疾病的鉴别诊断的重要手段。

失眠患者看病时应向医生提供哪些情况？

失眠患者到医院就诊时，应该向医生全面、详细地描述有关的睡眠病史，这样才有助于医生在了解患者的"睡眠史"后，对患者作出正确的诊断和处理。一般情况下，应当向医生提供以下一些睡眠相关内容：①失眠的表现是怎样的，如入睡困难、易醒、多梦、早醒、打鼾、睡前的腿部不适等。②上述症状的持续时间。③症状的严重程度，对于生活和工作的影响如何。④症状是否有变化，是否存在波动，在不同环境中症状是否不同。

⑤是否存在外界的刺激，这些刺激的存在时间以及对睡眠的影响程度。⑥个人作息时间是否规律，白天的小睡和午睡情况。⑦有无睡眠障碍家族史。⑧身体状况如何，是否在应用药物治疗，服药的时间如何。⑨睡眠的环境如何，包括声音、光线、温度、湿度以及被褥、床和睡衣的舒适度。⑩日常的生活习惯如何，有何不良嗜好等。

失眠的分类是什么？

失眠按照时间定义分为短时失眠（每周出现3次以内，失眠持续时间在6个月内）和慢性失眠（每周出现3次以上，持续时间超过半年）。按照病因定义分为内源性睡眠障碍、外源性睡眠障碍、昼夜节律失调性睡眠障碍、睡眠期的觉醒障碍、睡眠觉醒转换障碍、快速眼动睡眠相关性睡眠障碍以及睡眠期其他形式的睡眠障碍，如磨牙、遗尿、夜间猝死综合征、原发性打鼾、夜间发作性肌张力障碍等。还有精神疾病相关的睡眠障碍、神经疾病相关的睡眠障碍、其他躯体疾病引起的睡眠障碍等。失眠症的亚临床型标准：有失眠体验，但每周发生不到3次，持续不到1个月；造成个体苦恼或影响个体的社会功能尚不明显。

失眠症与失眠症状有何不同？

失眠症是一种以失眠为主的睡眠质量不满意状况，其他症状均继发于失眠，包括难以入睡、睡眠不深、易醒、多梦、早醒、醒后不易再睡、醒后不适感、疲乏或白天困倦。失眠可引起患者焦虑、抑郁或心理恐惧，并导致精神活动效率下降，妨碍社会功能。

如果失眠是某种躯体疾病（感染，中毒，内脏、内分泌或代谢和脑器质性疾病）或精神障碍（如神经衰弱、抑郁症）症状的一个组成部分，则不另诊断为失眠症，称为失眠症状，治疗的侧重面也不一样。

治疗篇

◆ 失眠的治疗方法有哪些?

◆ 如何才能增强失眠患者晚上的睡眠欲望?

◆ 常见的催眠方法有哪些?

◆ 如何避免老年人多睡?

◆ 行为治疗是一种行之有效的治疗失眠的方法吗?

◆ ……

失眠的治疗方法有哪些?

失眠的原因非常多,治疗方法也很多。如果能够明确失眠原因,应该首先消除病因,只有在消除了引起失眠的躯体疾病、精神心理疾病或环境问题等因素后,失眠才可能好转。通常,在寻找和消除失眠原因的同时,可以针对失眠症状进行适当处理,其方法包括非药物治疗和药物治疗两大方面。非药物治疗由于简单方便、容易掌握、无药物治疗可能出现的不良反应,被临床医生认为是除病因治疗外的首选治疗方法。它主要包括良好的睡眠卫生习惯和认知-行为疗法,后者包括刺激控制疗法、睡眠限制疗法、放松练习冥想、生物反馈等各种行为教育策略。

在非药物治疗中有时也会使用时相治疗、光照治疗和褪黑素等治疗手段。非药物治疗方法的合理应用能够明显改善失眠症状和减少药物治疗的使用剂量,减少药物治疗的不良反应。药物治疗是失眠治疗的主要方法之一,中药、西药都可以,但应该遵循小剂量、短期使用的治疗原则,应该注意防止出现药物不良反应。

如何才能增强失眠患者晚上的睡眠欲望?

以下几种方法可以增强失眠患者晚上的睡眠欲望。

(1)避免午睡或白天小睡。白天小睡时间过长或过晚都可减弱夜晚睡意而难以入睡。值得注意的是,对婴幼儿而言,午后小睡并不影响夜晚的入睡,反而有助于在下午保持头脑清醒和情绪稳定。此外,因为身体或心理问题引起的夜晚失眠也需要通过白天小睡来得到补充。

(2)尽量减少卧床时间。当睡眠效率降低至80%以下时,应通过减少卧床时间来提高睡眠效率,一旦睡眠效率逐渐提高,可以再逐步延长卧床时间。

(3)白天运动,夜晚按摩。白天运动除可强健身体、促进心情的稳定外,运动时体温上升可促进夜晚的睡眠,特别是慢波睡眠。然而傍晚后尤其临近入睡时，应避免做剧烈运动，否则睡前仍处于兴奋状态的肢体及高体温将导致机体不易入睡。一般而言，睡前4小时内应停止剧烈运动。晚上可以通过按摩或做柔软体操等方式来帮助肌肉放松，以利于入睡。

（4）睡前温水浴。睡前洗温水澡有助于入睡，但应避免水温过热或过冷。由于入睡时体温会逐渐降低，洗热水澡会使体温太高不易入睡，而过冷的水温则有促醒作用。若想泡热水澡，最好在睡前2~3小时前进行。

常见的催眠方法有哪些？

失眠的患者本身对睡眠有较大的心理压力。失眠患者自身的不良自我暗示常导致失眠，甚至是失眠经久不愈的重要原因。前面我们已经提到，多种躯体疾病、饮食和药物等都能引起失眠。下面介绍几种有助于睡眠的方法。

（1）性生活有催眠作用，一次约30分钟的性生活等于男性长跑1000m所消耗的能量，并且男性常常会很快入睡。根据失眠的程度可以适当延长性生活的时间。女性如果在性生活中得不到性满足，也会出现睡眠问题，所以，女性积极主动地做爱也是拥有良好睡眠的必要条件。

（2）深呼吸能调节神经紧张度，使心率变得缓慢，心境平和，使失眠者身心放松，很快地进入睡眠状态。具体的方法是全身放松，闭口用鼻子呼吸，吸气时要慢，呼气时稍微粗重些，一般深呼吸时间控制在10~20分钟内。

（3）睡前阅读并不是最有效的催眠手段，但适当选择一些适合睡前阅读的书用以催眠，作用要远远好于服用安眠药物。

如何避免老年人多睡？

如果发现老年人多睡，应进行多方面的检查，排除躯体疾病和脑部器质性疾病所致的多睡。同时，应当让老年人制订自己的睡眠休息计划，并且必须严格执行，保证每天睡眠时间在6~10个小时。生活中注意少静多动，尤其是不要晚上长时间静坐看电视。此外，白天可以适当饮用浓茶或咖啡等饮料。

行为治疗是一种行之有效的治疗失眠的方法吗？

行为治疗的理论是在临床实践的基础上逐渐发展起来的。有些研究者发现，某些患者在常规使用镇静剂、安定剂或催眠药2周以上后，可能会出现药物失效，睡眠质量变得更差，并伴有心理依赖的可能。因此，在治疗失眠时，一定要基于这样一个前提，即减轻焦虑和生理性觉醒。大量的研究表明，睡眠差的人焦虑和抑郁程度也很重，如果考虑到失眠者是高度生理性觉醒的人，将最初来自减少焦虑的行为疗法扩大到失眠的治疗就顺理成章了。有研究认为，对初发的失眠患者，行为治疗和药物治疗同样有效。

治疗失眠的物理疗法有哪些？

生理学家早已发现，人体各种功能都呈现周期性变化。人类的大脑皮质活动也是有节律性的电位变化，比如，头皮记录到的人的脑电波，在闭目时出现 α 节律，睁眼时，β 节律占主导，并抑制 α 节律。声光、温度、电磁和机械等物理因素对视觉、听觉和皮肤等感觉器官的刺激以及生理因素等都能影响脑电波的分布。目前大多数用来治疗失眠的仪器，治疗机制主要是通过外界物理因素来影响机体的脑电活动，改变脑细胞和神经细胞的活性，达到治疗失眠的目的。物理疗法有：①电疗法。包括高压低频电流疗法、高压静电疗法、电睡眠疗法和低压静电治疗。②声疗法。包括超声波疗法、音乐疗法。③磁疗法。④光疗法。综合应用声、电、磁及心理治疗，结合药物治疗，可提高失眠症治疗效果。

物理治疗的仪器和手段有哪些？

（1）声光大脑调节仪。使用脉冲音调和闪灯，对大脑进行声光刺激，当声音和闪光频率控制在一定范围，只需较短时间，就能让使用者进入平和与宁静的放松和睡眠状态。研究证明，声光大脑调节仪能刺激大脑产生一系列的化学物质，如内啡肽、肾上腺素和多巴胺、肾上腺皮质激素等。

（2）大脑电刺激仪。通过特定的易于固定的双眼电极向大脑发出波形、频率和幅度可调节的弱电流脉冲，可迅速让使用者进入睡眠状态，常用于治疗顽固性失眠。

（3）低频磁场诱导仪。采用混频刺激，即脉冲磁场，按照一定方式由模拟情形松弛时的脑电节律逐步向模拟慢波脑电节律过渡，使神经元兴奋程度逐渐降低，抑制占主导地位，从而加速入眠过程。较电刺激而言，磁刺激具有明显优点，减少了电刺激可能带来的记忆损伤等副作用。

（4）脑电生物反馈同步仪。根据操作条件反射的原理，利用信号检测仪器监测脑电波，当脑电波与设定信号同步时给使用者一个信号（一般为声音或光信号），通过训练，使用者可以达到自行调节和强化，临床用于治疗失眠所需要的脑电波节律，还有暗示和自我放松等机制在起作用。

什么是失眠的认知疗法？

失眠的认知疗法形成于20世纪70年代，最初由A.T.Beck提出。简单地说，认知疗法认为个体的认知过程决定了其心境和行为，治疗通过纠正个体不良认知，达到改善个体情绪和行为障碍的目的。认知疗法与其他心理疗法相比，因为其操作程序的科学性及不排斥药物的应用，很容易被许多持生物学观点的临床医学家接受而广泛应用。

认知行为治疗失眠，主要致力于治疗导致失眠的周期性因素。这些方法寻求改变失眠患者的非适应性的睡眠习惯，减少自主的或认知上的唤醒，改变关于睡眠的不良信念和态度，进行健康睡眠实践的教育。失眠患者不合理的信念和态度表现为以下几点。

（1）不切实际的睡眠期望（每天晚上必须睡8小时以上）；对造成失眠原因的错误看法（失眠完全是由于体内某些化学物质不平衡）；过分夸大失眠的后果（由于失眠我什么事情都做不了，失眠会给自己的身体健康带来器质性损害，而目前还没有证据表明失眠会给身体带来器质性伤害）；每晚试图控制睡眠。其实，睡眠是属于自主性神经系统调节的一类生理活动，不受主观意识影响。

（2）缺乏睡眠感，失眠患者对睡眠的主观体验与多导睡眠图客观记录存在较大差别。例如多导睡眠图记录患者已经进入慢波睡眠2期浅睡眠状态，而很多患者反映他们仍在清醒状态。在第一个快波睡眠时相唤醒患者，睡眠时间则短于多导睡眠图记录的真实睡眠时间。

上述这些现象都特异性地发生在失眠患者身上，是导致经常性失眠、情绪痛苦、对睡眠恐惧的重要中间环节。认知治疗就是对特定的、不合理的睡眠认知的矫正，挑战它们的有效性，通过认知重构技术，如再归因训练、假设检验、再评价、注意转移等技术，重新形成他们的更具适应性的态度。

失眠的认知疗法包括刺激限制治疗、睡眠限制治疗、认知治疗、放松治疗、睡眠健康教育和强光治疗等。

什么是刺激限制治疗，如何操作？

提出刺激限制治疗方法的学者认为，失眠是一种对与睡眠相关的时间（床上时间）和环境线索（床和卧室）的条件反应。按照这一前提假设，这种方法就是训练患者把入睡与床、卧室等重新建立联系。这种联系的建立是通过缩短与睡眠无关的活动（包括外显的和内隐的）和强制执行一个睡眠–觉醒时间表来完成，也就是说要建立一个计划缩短与睡眠无关的活动，调整睡或醒的计划。因为对于大多数失眠患者，在床上的时间、卧室环境已经变成了一个强烈的消极暗示，要睡觉但难以入睡，还有挫折感，易激惹。研究发现，此法对老年人睡眠潜伏期延长和睡眠持续障碍两种失眠类型均有疗效，具体程序如下。

（1）只有当困倦时才上床睡觉。

（2）如果不能在15~20分钟以内入睡或重新入睡，离开床到另一间屋子，当再次感到困倦时才回到卧室。

（3）每天晚上可以经常重复（1）、（2）过程。

（4）每天早晨按时起床（有规律），不要计算一晚上共睡了几个小时。

（5）不要在床上进行与睡眠不适应的活动，如在卧室内看电视、小说等，但可保留与睡眠有关的活动，如性活动等。

（6）白天的午睡和小睡时间不宜太长。

（7）仅仅为了睡眠和性才使用床和卧室。

什么是睡眠放松疗法？

睡眠是一种放松休息的生理过程，放松治疗是基于这样一种观察，高唤醒水平无论是在白天还是在夜晚都对睡眠形成干扰。渐进放松这一类方法，主要是为了减轻失眠患者的心身紊乱（如情绪焦虑导致的肌肉紧张）症状，降低患者的心理或生理唤醒水平，但对于难以维持和难以集中注意力者，这种方法效果不好。目前常用的放松方法有认知或冥想放松法、腹式呼吸放松法、自我暗示法和生物反馈等方法。进行放松训练时要注意以下原则。

（1）计划进行放松练习后，要下决心坚持每天练习，以形成一种习惯。

（2）每天练习2~3次，练习越多越容易放松。

（3）放松疗法应选择在安静整洁的房间，光线柔和，房间周围没有噪声，避免被人打断。

（4）不要在空腹或饱餐后练习，室温不能太热或太冷。

（5）初练习者可选择舒适的姿势躺着，以后也可坐着或站着练习。

（6）要以"主动的态度"去练习。

（7）练习时，要注意采用正确的呼吸方式。一只手放在胸部，另一只手放在胃部，通过鼻子深呼吸，尽量让胸部肌肉张开，呼吸要缓慢、均匀，避免快速地深呼吸。

（8）记录练习的过程，评价放松的步骤是否适合自己。

什么是刺激控制疗法？

刺激控制疗法也是一种行为治疗，主要适用于严重入睡困难的慢性失眠患者。这些患者往往上床较早，试图强迫自己早早入睡，但实际却事与愿违，越想早点睡觉就越睡不着，焦躁不安，结果形成恶性循环，甚至彻夜无眠。刺激控制疗法的目的就是要用重新建立上床与睡眠的关系来纠正入睡困难。刺激控制疗法是治疗失眠方法中研究得最多、也是最有效的方法，有专家认为，刺激控制疗法能够使慢性失眠者每晚的入睡时间平均缩短25分钟。这一方法的主要步骤包括睡眠教育、自我监测、睡眠卫生和特殊指导4个部分。例如有些人睡前会因今天的事情及明天将要面对的挑战而烦恼，为了减少这种刺激引起失眠，可让患者在吃完晚餐后有半小时的烦恼时间，将今天的烦恼、不愉快及明天的计划全写在一张空白纸上，避免在睡觉时又为这些事情伤脑筋。刺激控制疗法的具体内容如下。

（1）不要早上床，只在出现睡意时再上床。

（2）不要在床上做睡眠以外的事，如阅读、看电视、吃东西或想烦心的事情。以上2条原则的目的在于加强床与迅速入睡之间的联系。

（3）如果卧床15~20分钟仍不能入睡，就起床去另一个房间做些平静的活动（如看报纸），直到产生睡意时再回到卧室睡觉。

（4）如果在短期内仍然不能入睡，请重复第三点，必要时在夜间不厌其烦地重复。如果在半夜醒来而且不能在10分钟内入睡，也可以用这种方法。

（5）每天早晨把闹钟调到同一时间，它一响就起床，不要考虑晚上睡了多长时间或白天将会有多累。

（6）白天不要打瞌睡或午睡。

进行刺激控制疗法治疗时，严禁患者在床上从事各项活动，但性生活不受限制。第五步和第六步有助于逐步确立稳定的自然睡眠节律。

进行刺激控制疗法时，应该让患者有充分的心理准备，在第一周时睡眠可能会变得更糟，但只要坚持，最终是能够逐步建立正常睡眠–觉醒节律的。

什么是矛盾意念疗法？

矛盾意念疗法是通过患者在正常就寝时进行相反的意念控制，即努力让自己保持清醒，避免入睡的方法，转移患者对迫切入睡的错误关注，从而降低患者试图入睡时经历的焦虑和担忧，减少内源性唤醒，导致入睡启动更快。矛盾意念疗法是慢性失眠治疗的"指导级"推荐方法，可以与其他任何形式的治疗方法联合使用。

暗示疗法能治疗失眠吗？

失眠其实并不可怕，可怕的是害怕失眠，因此我们应该学会如何正确对待失眠。如果以前曾经失眠过，那么从今天开始应该尽量在睡眠前不带烦恼、难题上床，放松自己，听听轻音乐，热水泡完脚后，喝上一杯热奶，相信你会感觉好一些。学习工作了一天一定有很多的收获，带着一天的快乐和满足，终于可以休息了，这种轻松感、快乐感、满足感、安全感会让你的精神放松，并帮助你很好地入睡。除此之外，心理暗示作用也非常重要。很多顽固性失眠的人通常都有错误的想法，如："我今天有点烦，又会睡不好觉了"，如此暗示，越想越烦，还怎么睡得着呢？因此，我们应该在准备睡觉时，用积极的心理暗示自己："今天好累，过会儿，我就会睡着进入梦乡"，这种方法就是暗示疗法。

暗示疗法是指医生通过言语，配合药物、针灸、电刺激等其他医疗措施来诱导患者，使他们能够接受医生的治疗性意见，从而达到治疗失眠的目的。精神分析学家认为，人的行为和感受都有一个不为人所知的领域，即潜意识所支配的。医生对患者而言，有一种特殊的关系，患者依赖于医生，医生的言语和行为更容易对患者构成暗示，如手术后患者伤口疼痛，家属越是安慰，患者越是感到疼得厉害，此时医生开医嘱请护士给患者注射2ml的生理盐水，一会儿患者就感觉疼痛有所缓解。

我们在生活中也常常被有意无意的暗示所影响。暗示并不是命令某人要做什么或怎么做，而是让他在无意间接受到这个信息，便会产生相应的观念，最后支配自己的行为。用暗示法治疗失眠是利用患者已建立起的睡眠条件反射，让患者的行为和意识与睡眠联系在一起，最终使抑制作用迅速扩散开来，从而进入睡眠状态。

暗示治疗失眠的方法根据人们接受暗示的强弱及难易程度而有所不同，对于那些暗示性强的患者，暗示治疗可达到预想的效果。用暗示疗法治疗失眠患者的关键是临床上设法使患者进入睡眠状态，然后医生借助语言暗示，以消除患者的病理心理和躯体障碍。

如何用言语暗示法诱导睡眠？

帮助患者进入睡眠状态的方法有很多种，下面介绍一种言语诱导法。在光线暗淡的房间里，让患者安静地躺在床上，两手下垂，全身松弛，双目凝视正前方某一物体，然后医生用单调、重复而坚定的言语对患者说："全身放松，闭上眼睛，慢慢睡吧。"也可用单调重复的水滴声、节拍器声作"催眠曲"，使患者慢慢进入催眠状态，此时患者的大脑皮质和心理矛盾被抑制，一旦对外界刺激失去感知，全身骨骼肌松弛，就已经进入了睡眠状态。当然，暗示疗法对每个失眠患者的疗效会因个人的文化素质、职业、性别、智力、信仰而效果不同。也可采用自我暗示的方法获得放松，如平躺在床上暗示自己："我很放松，我的手放松了，腿放松了，眼睛放松了……"这样默念多次效果会比较好，就可以自然地入睡了。

如何进行全身肌肉放松训练？

渐进性肌肉放松法的最基本的做法是紧张你的肌肉，注意这种紧张感持续3~5秒，然后放松10~15秒，最后，体验放松肌肉的感觉。其放松的程序如下。

（1）足部。把脚趾向后伸，收紧足部的肌肉，然后放松，重复。

（2）腿部。伸直你的腿，翘起脚趾指向你的脸，然后放松，弯起你的腿，重复。

（3）腹部。向里、向上收紧腹部肌肉（好像你的腹部正要受到一拳），然后放松，重复。

（4）背部。拱起背部，放松，重复。

（5）肩部/脖子。尽可能耸起你的双肩（向内、向上），头部向后压，放松，重复。

（6）手臂。伸出双臂、双手，放松，弯起手臂，重复。

（7）脸部。紧张前额和脸颊，皱起眉头，咬紧牙关。

（8）全身。紧张全身肌肉，包括足、腿、腹部、背部、肩部、手臂、脸，保持全身紧张几分钟。

练习时，可以播放事前录制指导语的录音带，随着指导语集中注意力在各部位肌肉，然后进行放松和重复的程序。

如何保养好你的生物钟？

保养生物钟应注意以下几点。

（1）维持固定的上床和起床时间，即使是在周末或假日。坚持固定的上床和起床时间，可以维持正常的睡眠节律，避免昼夜节奏紊乱。如果有事未完成而心有挂念无法入睡，则应先将事情做完再上床睡觉，次日仍应在原固定时间起床。

（2）如果长期工作时间过长，导致每天睡眠量过少，出现入睡困难，解决之道反而是要调整白天的工作量，以便夜晚能在固定时间上床，安心睡觉。

（3）强化昼夜节奏的时间线索，如白天多晒太阳，晚上避免强光照射。

什么是音乐疗法？

音乐对人体生理功能有明显的影响。音乐的节奏、模式和旋律可明显地影响人的心率、呼吸、血压。当音乐作为一种刺激进入到听觉器官，传入到神经中枢，大脑皮质、皮质下中枢和自主神经系统都会参与做出各种反射活动。随着音乐的节奏、旋律及音量的不断变化，人的呼吸、循环、内分泌、神经和肌肉都会发生变化。研究证实，音乐的振幅有着和谐的频率，通过听神经到达大脑的听觉中枢，使人产生对美好事物的幻想，同时协调肌肉能力和血流的速度，乃至全身的情绪。因此，音乐可以陶冶情操，进而能促进疾病的康复。

运用音乐疗法治疗睡眠障碍是以音乐语言进行暗示，用优美动听的音乐使患者情绪平稳，消除不安和烦躁，进入一个轻松愉快、超脱的境地而安静入眠。

选择合适的音乐是音乐疗法的关键，在选择"催眠音乐"时不宜盲目地投其所好，而应选择和声简单、音乐和谐、旋律变化跳跃小、慢板的独奏曲或抒情小品音乐，其中以小提琴、钢琴独奏曲效果较明显。这类音乐的中心频谱范围大都在125~250Hz之间，往往比较容易诱人入睡。临床实践证明，对入睡难的患者应选用抒情、慢板为主的独奏曲，对浅睡患者应选用抒情、中板、慢板为主的轻音乐，对易醒患者以选用没有明显节拍的抒情小品为宜。已被国内外实践证实具有催眠效果的曲目主要有：《梅花三弄》《良宵》《高山流水》《小城故事》《天涯歌女》《太湖美》《意大利女郎》《摇篮曲》《平湖秋月》《春江花月夜》《二泉映月》《雨打芭蕉》《春风得意》等。

另外，适宜的催眠环境对疗效有重要的影响。进行音乐治疗时，应选择一个冷色的和安静的环境，尽可能排除一切干扰因素，以保证音乐治疗的顺利进行。在晚上睡觉前2~3个小时，采取舒适的卧位，根据个人爱好、文化程度及失眠类型的不同选择乐曲；治疗音量应掌握在70dB以下，时间大约1个小时，每天1次，一般1个月为1个疗程。

什么是光照治疗？

将能发出2500lx（相当于200倍普通室内光）的光箱，放在患者面前1m左右的地方，在每天清晨或傍晚连续照射2~3个小时，以达到影响人体睡眠-觉醒生理时钟前移或延迟的效果，这就是光照治疗。其作用机制主要是抑制褪黑素的分泌。

在北美和欧洲，越来越多的患者接受光照治疗。根据1999年美国国立健康机构颁布的针对季节性情感障碍光疗的临床指南确定，针对人类的光疗安全范围在2500~10000lx，眼睛距光源的距离应在0.3~1m。光照治疗中，光照的强弱及照射时间的长短都会影响疗效。照射强度不够或时间过短均不能产生疗效，但照射过强或时间过长，则会由于剂量过重而产生头痛、头晕、烦躁不安等症状。光照治疗主要用于睡眠节律失调性睡眠障碍患者，如睡眠时相延迟综合征、倒班引起的睡眠障碍及有时差问题者，还有慢性疲劳综合征及睡眠呼吸暂停低通气综合征等，也可以治疗年龄相关性睡眠障碍（如老年失眠患者）和多种内源性睡眠障碍。使用的光越强所需的光照时间越短，但过强的光照可能有害于视网膜。

光疗法有哪些新的进展？

普通光源有一些缺点，如：发光离不开钨丝与汞气，对环境有一定污染；耗能大，寿命短，易发热，有热辐射；无法轻易改变光源的光谱成分、空间分布、时间变化、偏振特性以及它的色温。现在应用的新型光源——发光二极管（LED）为固体冷光源，耗能小，采用电致发光，无热辐射，无红外线、紫外线成分，无频闪，不含有毒废弃物，环保；使用低压电源，安全，电源稳定性好，寿命长；体积小，重量轻，电力实现简单，更利于家庭携带。目前，国外已经有LED光源在调节褪黑素节律作用的一些初步研究报道，认为便携式LED光源是褪黑素产生时相变化的有效方法，其中蓝/绿LED（497nm）更有效。

失眠患者的心理治疗都有哪些？

心理治疗又称精神治疗，包括森田疗法、音乐疗法和支持疗法。它是以一定的理论体系为指导，以良好的医患关系为桥梁，应用心理学方法，通过医生的语言、表情、姿势、态度和行为，帮助患者了解发病的原因和有关因素，影响或改变患者的感受、认识、情绪及行为，促进机体的代偿功能，增强抗病能力，改善或消除患者的病理心理状态及由此引起的各种躯体症状，重视调整个体与环境之间的平衡，从而达到治疗目的。由于心理因素在失眠症发病中占据重要的地位，因此心理疗法不仅治疗失眠症状，更重要的是治疗失眠伴随症状，适用于以情绪因素起主导作用的失眠，如神经衰弱、癔病、心因性抑郁症和焦虑状态等引起或伴发的严重的失眠症。随着神经精神状态的调整，失眠症也逐渐好转。

什么是森田疗法？

森田疗法是日本心理学家森田正马提出的，创建于20世纪20年代。森田疗法通过卧床期、轻作业期、重作业期和社会康复期来缓解患者精神上的烦闷与苦恼。这一疗法阐明了人类原有的期望、不安和情感的心理结构，要求患者顺其自然，学会与与生俱来的不安和冲突共存，重视生活中的每一天，不是去消除烦恼，而是带着烦恼做生活中应该做的事。森田疗法强调在现实生活中从外向内调整患者，陶冶性格，通过治疗，患者注意力向外投射，不再沉溺于内心的痛苦和纠葛，焦虑水平下降，心理上产生"顿悟"，症状也就得到减轻和缓解。本疗法认为应劝告患者接受症状，顺其自然。

具体的治疗要点有以下几项。

（1）做详细的身体检查，排除各种躯体疾病，以明确失眠原因。

（2）帮助患者克服"害怕"心理，以平静心情去学习、工作和生活。即使感到不适，也要坚持，坚持就会好转。

（3）不要过分注意自己的症状，不要向亲人、同事诉说，即使诉说，亲人也不听、不回答患者的种种病诉。

（4）患者要主动接受症状，而不要企图排斥它。

森田疗法主要适用于治疗强迫症、疑病、焦虑及恐怖症，而这些疾病往往伴有严重的失眠症。

什么是胰岛素低血糖疗法？

胰岛素低血糖治疗可以动员和调整自主神经功能活动，促进代谢，增强体质，改善全身功能状态。适应证有神经衰弱和失眠等。对于伴有胃肠功能失调的焦虑症、抑郁性神经症也有效。治疗方法是每日清晨空腹肌内注射胰岛素4~80个单位，最小剂量应从4个单位开始，逐渐增加，一般隔日增加4~8个单位。开始时剂量增加可以大些。治疗反应以达到低血糖状态或浅朦胧状态为标准，一般卧床2~4个小时，结束治疗后口服糖水（必要时静脉注射50%的葡萄糖）。治疗期间特别应加强营养补充。每日1次，一般30~60次为1个疗程。胰岛素低血糖治疗对于一些顽固性、身体比较羸弱的患者可能起到意想不到的效果，但缺点是需住院才能实施。

什么是催眠疗法？

催眠疗法就是给患者服用催眠药以引起睡眠，增强中枢神经系统的内抑制过程，减弱或中止症状的兴奋干扰，打破病理的恶性循环，增强患者机体的代偿和恢复能力。催眠疗法是对失眠症状的直接治疗法，按其做法又分为持续性睡眠疗法和延长生理睡眠疗法两种。

持续性睡眠疗法是指除三餐和大小便时间外，基本上都使患者卧床，处于睡眠状态，可使用较平常剂量大一些的镇静类药物。每天睡眠时间维持在12~20个小时，10天为1个疗程。如需要，可以间隔休息3个月后再重复。此种疗法对强迫性神经症、神经衰弱有效，对疑病性神经症有一定效果，缺点是药物的不良反应较大，可能会导致撤药困难。

延长生理睡眠疗法多与胰岛素低血糖治疗综合进行，只在晚上睡前服1次催眠药。此法安全，几乎没有药物的不良反应，患者舒适轻松，每天还可保持一定的休息时间和与医生交谈的时间。

什么是自我催眠法？

自我催眠法是一种深度放松的催眠程序，为帮助患者有效地处理隐藏于失眠之后的应激、紧张、抑郁与焦虑。包括：①伴有抑郁症状者服用丙米嗪。②指导实行"刺激控制指导"。③保持轻松的精神状态，避免在睡觉前服用含咖啡因的饮料、乙醇和进食大量食物。④平静地卧床容易诱导睡眠，不必担心夜晚能否睡着。⑤予以深度放松训练，诱导产生入睡后会获得舒适体验的暗示。⑥教会患者使用自我催眠（例如使自己沉浸在一种最愉悦放松的境地，感觉到更平静、松弛和思睡）。⑦教会患者如何实施自发性训练。⑧将练习目的放在体验沉重和温馨的感觉上。

什么是电休克疗法？

少数神经症性失眠患者，使用其他各种药物治疗无效时，可以考虑使用电休克治疗，有时可起到意想不到的效果。但由于电休克对近记忆有影响，同时患者或多或少对"电击"恐惧，故极少使用。如果患者本人及家属同意，这种治疗是一种可行的安全的治疗。

什么是睡眠剥夺疗法？

睡眠剥夺包括完全睡眠剥夺（整夜不睡眠）、部分睡眠剥夺（整个睡眠过程中特异性减少某些睡眠时相，使总的睡眠时间减少）和选择性睡眠剥夺（减少一个或多个睡眠时相，尽可能不影响总睡眠时间）。睡眠剥夺疗法主要用于治疗抑郁症性失眠，这是因为剥夺睡眠能改善一些失眠者的抑郁情绪，同时纠正患者对失眠的恐惧。具体操作是每周剥夺1夜睡眠（平均约40个小时不睡），有进步后，间隔延长至4周1次。治疗后部分患者可能会激起抑郁症状的日波动或使原有波动加重，这被看作是预后有力的迹象。其治疗机制尚不清楚，由于抑郁症患者往往处于一种高觉醒状态，睡眠剥夺可以降低觉醒水平，而成为抑郁症的一种治疗作用。

什么是失眠的自然疗法？

中医主张"人与天地相应"的整体思想。中医始终强调人类是自然界的一部分，自然界的一切运动和变化都会直接或间接地影响人体，而人体自身的心理、生理、生化的节奏和变化，必须适应外界环境的节奏和变化，这样人才能健康。失眠同其他疾病一样，也受自然因素的影响。这里列举几种治疗失眠的自然疗法，如日光浴、森林浴和泉水浴。

日光浴是利用太阳的辐射作用治疗失眠引起的神经衰弱等症状。一般选择气温在22℃以上，要求在朝南、空气流通但无风的地方进行，力求全身照射，先晒后背，再晒两侧，最后晒胸腹部。每侧照射时间开始为1分钟，酌情逐渐延长时间，整个日光浴时间为25~30分钟。注意保护眼睛，避免受到太阳的直晒。进行日光浴时，应当放松心情，闭目养神，但禁止入睡。森林浴是指在森林公园或人造树林中较多地裸露身体，尽情呼吸，利用森林中洁净的空气和特有的芳香，以达到防治神经衰弱及失眠等疾病的目的。一般选择在气温适宜、无强风的时候进行，可以结合游戏等方式，每次森林浴时间在1~2个小时不等。泉水浴是利用自然温泉进行洗浴以达到防治失眠的作用，泉水浴的温度应在34℃左右，每日1次，15次为1个疗程。

什么是沐浴疗法？

沐浴疗法是在水中或药液中沐浴来治疗疾病的一种方法。沐浴疗法有冷水浴、热水浴、药浴、泉水浴、海水浴、蒸汽浴等多种方式。对于失眠患者最常用的是热水浴，这种方式方便、价廉，可在家自行应用，不需特殊准备。沐浴之后睡意很浓，随之即可入眠。热水浴一般是使水温保持在40~50℃，在热水中沐浴30~40分钟，也可每沐浴8~10分钟，出来休息3~5分钟，再跳进热水中沐浴。沐浴后在温暖、清爽的室内将身体擦干或晾干，待无汗时再穿衣服。热水浴催眠机制是患者沐浴后机体血管扩张，促进血液循环，增强人体新陈代谢，具有镇静、减轻心血管负担和止痛等作用。沐浴之后，人会觉得浑身轻松，有疲乏感，只想美美地睡一觉，所以，失眠患者沐浴后能助眠。沐浴时要注意预先测量水温，并试着下水，避免烫伤，皮肤破损、出血者不宜采用此法。

什么是田园疗法？

田园疗法是通过在田园中劳动、休息或居住，以达到防病治病目的的一种方法。失眠患者在田园中劳动或运动，可以锻炼身体，增强体质，培养愉快、平静的情绪和积极向上的精神，克服抑郁心情，利于入睡。田园是树木、花草、蔬菜和庄稼生长的地方，空气清新，空气中氧气含量和阴离子（在医学上被称作空气维生素）含量较多，在这样的环境中生活，可以防治疾病，延年益寿。

田园疗法操作方法简便，容易掌握，易于推广应用。失眠患者可选择一定的时间（如早晨或晚饭后）在田园中劳动或运动，如种花、种菜、种树、散步、做操和打拳等，体质弱、失眠严重的患者可在田园中休息或居住。开始进行田园治疗时，劳动或运动量不宜过大，应循序渐进地进行。有原发性高血压、心脏病的失眠患者，进行田园治疗时应由医护人员做好护理。对花粉过敏的哮喘患者，不宜在鲜花盛开的地方进行治疗。

针刺治疗睡眠障碍的作用机制是什么？

通过研究发现，针刺治疗可以避免某些催眠药物带来的不良反应，避免药物的成瘾性、戒断症状等，还能提高失眠患者日间觉醒程度。北京中医医院采用的针刺基本穴位为百会、印堂、神庭、神门、四神聪、三阴交、大陵；针刺手法为平补平泻，隔日针刺1次，留针30分钟，5次后停止2天，10次为1个疗程。针刺百会、神庭、四神聪穴以安神醒脑，印堂穴调理心神，大陵穴养心安神，三阴交调整阴阳，诸穴相配，既可安神，又可提神，从而改善夜间睡眠质量，又可提高日间的警觉性。针刺治疗注重了对人体的整体调整，从活力、身体功能、精神卫生等方面提高失眠患者的生命质量。针刺治疗改善睡眠的作用机制可能是对5-羟色胺、5-羟基吲哚乙酸、去甲肾上腺素等公认的参与睡眠-觉醒机制的中枢神经递质起到调整作用。

褪黑素对失眠患者有帮助吗，哪些失眠患者适合应用？

1958年，耶鲁大学的Lerner教授首先从牛脑中的松果体中分离出一种皮肤光化物，称为褪黑素。褪黑素分泌受光照的调控，呈明显的昼夜节律性，与动物和人的睡眠-觉醒周期密切相关。当夜晚来临，褪黑素的分泌量急剧增加，是白天分泌量的5~10倍。人的褪黑素在夜间21时后开始分泌，凌晨2时左右达到最高峰，早晨7时太阳出来以后分泌逐渐停止。褪黑素的分泌还和年龄有关，年龄越大，分泌的量越少。研究发现，成年失眠患者体内的褪黑素水平偏低。

有科学家对20名年轻健康志愿者进行口服褪黑素催眠效果的研究，结果显示，服用后入睡时间缩短，睡眠质量改善，睡眠中觉醒次数明显减少，而且使睡眠结构得到调整，浅睡眠阶段缩短，深睡眠阶段延长，次日早晨唤醒阈值下降，科学家普遍认为褪黑素有改善睡眠的作用。

目前，褪黑素主要用于治疗睡眠节律失调性睡眠障碍，包括老年人的睡眠障碍（昼夜紊乱）、睡眠时相延迟综合征、时差综合征、倒班作业者以及盲人或脑损伤者的睡眠问题。需要指出的是，不应过分夸大褪黑素的作用而将其用于治疗各种类型睡眠障碍中，或完全否定褪黑素的治疗作用。

褪黑素可经乳汁、唾液分泌，而影响幼儿性腺发育。抑郁症患者体内褪黑素的分泌也是过多的，补充褪黑素会加重抑郁症的临床症状，因此，孕妇和抑郁症患者应禁用褪黑素。

为什么褪黑素能改善睡眠？

褪黑素来自于哺乳动物的松果体。褪黑素在市场上被"炒"得很火，中文名字称美乐托宁，是英文melatonin的音译。松果体的生理活动表现出明显的节律性。人的褪黑素合成、分泌具有昼夜节律、月节律和季节律等，循环中褪黑素浓度的昼夜波动呈24小时节律性变化，这是松果体周期性合成与释放的结果，受昼夜明暗周期的影响。光线通过一系列复杂的途径来调节褪黑素合成和分泌。由于季节性时间不同，夏季夜短昼长，褪黑素分泌减少，而冬季夜长昼短，褪黑素分泌增多，因而表现为季节性节律。

褪黑素的生物学作用十分广泛，褪黑素对哺乳动物的生物节律调节、生殖发育和免疫系统都有影响，但其作用机制并未完全明了。在褪黑素的生物学作用中，除调节生物节律失调性睡眠障碍外，还有直接的催眠作用。褪黑素的催眠作用机制尚不清楚，目前有以下几种说法：①褪黑素有直接发挥强制性的镇静催眠作用，但是无法解释夜行动物虽然也在夜间出现褪黑素分泌高峰，但此时动物并未出现镇静现象。②褪黑素作用于脑的特殊部位，通过打开睡眠的"闸门"而使动物容易入睡。③褪黑素通过降低动物体温（日间使用褪黑素后可使体温降低0.3~0.4℃）而诱导动物产生睡眠。④褪黑素是一种强抗氧化剂，通过清除脑中的自由基而诱导睡眠。

镇静催眠药物有哪几类？

镇静催眠药物可以分为苯二氮䓬类催眠药、新一代非苯二氮䓬类催眠药、巴比妥类催眠药以及醛类、哌啶二酮类与溴化物等其他有镇静作用的精神药物。镇静催眠药物是一类对中枢神经系统具有抑制作用的药物，镇静催眠药抑制中枢神经系统的程度随着剂量的加大而逐渐加深。小剂量产生镇静作用，使人安静，解除焦虑不安和烦躁，保持意识清醒，保持运动功能正常；中等剂量引起睡眠，即催眠作用；某些镇静催眠药物大剂量使用时可产生麻醉作用和抗癫痫作用；中毒剂量则使呼吸和心跳中枢明显抑制，出现昏睡、呼吸麻痹，甚至导致死亡。因此，在使用镇静催眠药物时，一定要按照医生的处方剂量和使用方法服用，切勿过量使用。

第一代镇静催眠药物有哪些？

第一代镇静催眠药包括巴比妥类、水合氯醛和盐酸羟嗪片（安泰乐）等。其作用机制在于选择性抑制脑干网状上行激动系统，抑制多突触反应，降低大脑皮质兴奋性。镇静催眠作用随剂量增大而逐渐增强。由于这些药物容易产生耐药性和依赖性，药物之间相互影响比较大，中等剂量即可抑制呼吸，部分患者服药后的第二天早晨会感到昏昏沉沉、头晕等，近年已基本被苯二氮䓬类药物取代。但这类药也有自身的特点，如：盐酸羟嗪（安泰乐）对有自主神经功能紊乱的患者更合适；水合氯醛因药物间的相互作用少，广泛用于药物临床试验与对不合作者进行某些特殊检查时的快速催眠；苯巴比妥可用于苯二氮䓬类和其他催眠药的替代与递减治疗，也可用于治疗儿童梦游、夜惊、梦魇等疾病。

根据巴比妥类药物作用时间的长短可以将其分为长效类、中效类、短效类和超短效类。长效类有巴比妥、苯巴比妥，作用持续6~8个小时；中效类有异戊巴比妥、戊巴比妥，作用时间为4~6个小时；短效类有司可巴比妥（速可眠），作用时间为2~3个小时；超短效有硫喷妥钠，作用时间仅为1/4小时。

巴比妥类为经典的镇静催眠药，可缩短睡眠潜伏期，延长慢波睡眠第3期、第4期，延长睡眠总时间，而且对快波睡眠有影响，用药后首次进入快速眼动睡眠时间延长，使快波睡眠总次数和持续时间缩短。可以使焦虑患者和巴比妥类成瘾者的慢波睡眠缩短，对患有夜尿症和夜行症的患者，可使慢波睡眠时间延长，快波睡眠潜伏期、周期和持续时间缩短。如果突然停药，可因产生的依赖性而出现反跳性失眠，快波睡眠延长，引起噩梦连绵。不良反应为次日清晨可出现头晕、困倦、精神不振等宿醉效应。反复使用该类药可产生耐受性、依赖性和成瘾性，停用后出现反跳性失眠和焦虑、精神不振甚至震颤等戒断症状。少数患者可出现中枢兴奋、皮疹和其他过敏症状。

1.苯巴比妥

苯巴比妥（鲁米那）对中枢神经系统可产生不同程度的抑制，随着剂量的增加可出现镇静、催眠、抗惊厥等作用。对癫痫大发作与局限性发作及癫痫持续状态有良效。与苯二氮䓬类催眠药比较，苯巴比妥起效慢，口服后20~60分钟起效，静脉注射15分钟起效，维持6~8个小时。成人催眠应用剂量为每次60~90mg，睡前服或肌内注射。苯巴比妥能缩短入睡时间，延长睡眠时间，但伴有多梦，用于单纯性失眠及焦虑不安。由于其半衰期长，蓄积作用及延续效应明显，临床现已很少用于失眠患者，主要用于抗癫痫和其他疾病引起的惊厥。

2.异戊巴比妥

异戊巴比妥（阿米妥）作用与苯巴比妥相似，但作用快而且持续时间较短，持续时间为3~6个小时，为中效类催眠药。口服或钠盐肌内注射均容易被吸收。作为催眠应用可选择0.1~0.2g，于睡前服用，适用于失眠难以入睡者，长期服用可致依赖性。静脉注射治疗癫痫持续状态。

3.司可巴比妥

司可巴比妥（速可眠）为短效巴比妥类催眠药，催眠作用与异戊巴比妥相同，作用出现快，服药后15~20分钟即入睡，持续时间亦短，约3个小时。血浆蛋白结合率为46%~70%，主要经肝脏代谢后由肾脏排出。口服时常用量为每次0.1g，睡前服用。主要用于不易入睡的患者，也可用于抗惊厥。司可巴比妥可致依赖性。严重肝功能不全者禁用。

第二代镇静催眠药物有哪些？

第二代镇静催眠药是指苯二氮䓬类（安定类）药物。这类药物于20世纪50年代上市，现在有几十种衍生物。根据作用时间长短又可以分为长效类、中效类和短效类。长效类有地西泮、氯氮䓬（利眠宁），作用时间可达50~100小时；中效类有硝西泮、艾司唑仑、劳拉西泮（罗拉）、羟苯二氮䓬（舒宁）等，作用时间为15~30小时；短效类有三唑仑、咪达唑安（速眠安）等，作用时间为0.5~5小时。目前苯二氮䓬类药物已成为使用最广泛的安眠药。

常用的苯二氮䓬类安眠药物有哪些？

1.地西泮

地西泮（安定）具有抗焦虑、抗抽搐、使肌肉松弛和镇静催眠4个方面的作用，临床应用广泛，可用于失眠、焦虑症、癫痫、肌肉痉挛等多种疾病的治疗。地西泮口服后吸收迅速、完全，1小时后血浆药物浓度即达到高峰，需要即刻发挥疗效时可以采用静脉注射或口服。肌内注射吸收差。安定的活性代谢产物仍然具有类似安定的作用，连续服药，其代谢产物可以在体内蓄积，停药后一周至数周，体内仍然存在。临睡前应用地西泮能够缩短入睡潜伏期，增加总睡眠时间，减少觉醒次数。它主要延长非快速眼动睡眠（慢波睡眠）的第2期，明显缩短第3期与第4期，因此，可减少发生于此期的夜惊症或夜游症，而对于快速眼动睡眠的抑制作用不明显。因为半衰期太长，服药次日仍有影响，所以近年已渐被短半衰期的药物所取代。临床常用地西泮治疗各种焦虑性精神障碍和催眠，静脉给药用于癫痫持续状态的治疗。

地西泮最常见的不良反应是嗜睡、头晕、乏力和记忆力下降，其次为早醒、易激动、头痛、步态不稳。静脉注射安定过快可导致呼吸暂停或心脏骤停。对老年患者,肝、肾和呼吸功能不全者,驾驶员,高空作业和机器操作者,青光眼和重症肌无力者应用要慎重。安定可从乳汁中排泄,孕妇和哺乳期妇女也不适用。

地西泮最大的问题是长期应用可产生耐受性,还可产生精神和躯体依赖性。一旦形成躯体依赖性后停用本品可出现戒断症状,如失眠、焦虑、兴奋、心动过速、呕吐、出汗及震颤等,还可出现感冒样症状以及感觉障碍等,这些症状的严重程度和剂量大小有关。所以,地西泮宜短期或间断性用药,尽可能使用能控制症状的最低剂量,停药时逐渐减少剂量,以避免出现戒断症状。还要注意尽量避免与其他中枢抑制药或乙醇合用,使中枢抑制作用相加或增强,容易出现嗜睡、昏睡、呼吸抑制、昏迷,严重者可致死。用作催眠的剂量为2.5~5mg,临睡前口服。

2.氟西泮

与地西泮相比,氟西泮(氟安定)口服吸收快,半衰期更长,可达48~100小时,口服后平均睡眠诱导时间为17分钟,睡眠持续时间可达7~8个小时,适合于入睡困难与睡眠维持困难者。由于半衰期长,更适合用于早醒者。用药后7~10天血药浓度达到稳定状态,为第一天的5~6倍。因此,连续用药的第2天、第3天,临床效果逐渐增加,停药后药效可持续数夜。由于半衰期长,该药常可产生后遗效应,表现为白天持续镇静。经多年临床应用表明,氟西泮能够缩短入睡时间,减少觉醒次数,延长总睡眠时间,明显延长非快速眼动睡眠的第2期,而缩短其第3期与第4期。由于本药有明显的药物蓄积作用,常见不良反应为眩晕、嗜睡、共济失调和偶尔跌倒;其他还有兴奋、乏力、头痛等,偶尔引起精神紊乱。氟西泮是中–长效安眠药物,长期应用可产生药物依赖性,应当短期应用或间断应用。治疗失眠时的剂量是15~30mg,临睡前口服,老年人宜用15mg。

3.硝西泮

硝西泮(硝基安定)是第一个主要用作催眠的苯二氮䓬类药物,其催眠作用尤为显著。口服容易吸收,但存在个体差异。半衰期为20~31个小时，老年人约为65个小时，属于中效类安眠药物，入睡困难和早醒者均可应用。用于催眠时，服药后30~60分钟可诱导入睡，维持6~8个小时。对于高热惊厥患者，服用本品可减轻或消除抽搐发作。硝西泮的不良反应轻，有嗜睡、倦怠、宿醉、头痛等。大剂量可以引起患儿黏液及唾液分泌增加；老年人易出现眩晕、肌无力、共济失调、精神错乱、噩梦、激动不安等。重症肌无力者、妊娠早期禁用。老年人、肝功能不全和肺功能不全者慎用，服药期间不宜饮酒，不可以驾驶车辆和操作机器。长期应用可产生依赖性。治疗失眠时多采用硝西泮5~10mg，临睡前口服，老年人适当减量。

4.氯硝西泮

氯硝西泮（氯硝安定）具有明显的镇静催眠作用，临床应用较广泛。口服后吸收迅速而完全，达峰时间为1小时以内，半衰期为24~48小时。服用较低剂量即可使患者入睡，维持6~8小时。主要用于治疗各种焦虑性精神障碍、癫痫和催眠，此外，还可用于治疗强迫症、躁狂状态、迟发性运动障碍、震颤等。氯硝西泮与中枢抑制药物有协同作用，故服药期间应忌酒。大剂量连续服用可产生依赖性，20%的患者出现延续效应。治疗失眠时多采用氯硝西泮1~2mg，临睡前口服。

5.阿普唑仑

阿普唑仑（佳静安定）口服后吸收迅速而完全。本品催眠作用为安定的3.5~11倍，具有剂量少、作用快、疗效佳、无毒性等特点，平均半衰期为12~15小时。阿普唑仑小剂量（每次0.4mg，3次/天，必要时可增至每天3~4mg）有抗焦虑、镇静作用，主要用于焦虑性疾病和抑郁症。治疗失眠时多采用阿普唑仑0.4~0.8mg，临睡前口服，肝功能不全或老年患者剂量适当减量。阿普唑仑的不良反应主要发生在服药治疗的开始阶段、剂量偏高时，可以出现嗜睡和头晕，常随治疗时间的延长而消失。长期大剂量服药的患者，停止治疗时要在医生指导下进行。孕妇、哺乳期妇女及对苯二氮䓬类药物过敏、青光眼患者禁用。

6.艾司唑仑

艾司唑仑（舒乐安定）也是患者最常用的催眠药物。它的镇静催眠作用类似硝基安定，作用强度为硝基安定的2.5~4倍，具有作用快、起效快、不良反应少等优点。服药后入睡快而平静，睡眠时间和睡眠质量均有良好的改善，醒后无不适感和日间宿醉感，少数患者白天可能有轻度乏力、嗜睡、头痛等症状，减量可减轻或防止。半衰期为8~24小时，属短－中效类安眠药物。临床研究报道，服药后睡眠作用可以持续6小时，能够将入睡潜伏期缩短15~20分钟。艾司唑仑除有显著的镇静、催眠作用外，还对焦虑、惊厥等有明显的抑制作用，适用于各种类型的失眠与焦虑、紧张、恐惧等。本药不良反应少见，但大剂量时，也可出现焦虑、紧张不安、短暂遗忘和视物模糊等延续效应。孕妇及肝肾疾病患者慎用。用于催眠时，舒乐安定2mg疗效相当于氟安定30mg，药理作用和不良反应与安定相似。治疗失眠时多采用舒乐安定1~2mg，临睡前口服，严重失眠者可用到4mg。

7. 劳拉西泮

劳拉西泮（罗拉安定）有口服和肌内注射2种，口服用于治疗失眠患者，肌内注射治疗癫痫持续状态。口服容易吸收，达峰时间为2小时，半衰期为10~20小时；肌内注射吸收稳定，能够透过血脑屏障。药物不良反应轻，可以出现镇静、眩晕、倦怠和共济失调等，老年人与肾功能不全者慎用。长期应用可产生药物依赖性。治疗失眠时多采用劳拉西泮1~4mg，临睡前口服；抗焦虑治疗时使用劳拉西泮每天1~4mg，分2~3次口服，最大剂量可达每天10mg。

8. 氟硝西泮

氟硝西泮（氟硝安定）口服后能迅速被人体吸收，与血浆蛋白结合率为77%~80%。氟硝西泮可透过胎盘、分泌入乳汁。单次用药半衰期为10~22小时，长期应用可达20~36小时。药理作用与硝西泮类似，但镇静催眠和肌肉松弛作用较强。能够迅速诱导入睡，主要用于治疗各种类型失眠症。治疗失眠时多采用氟硝西泮0.5~2mg，临睡前口服。

9. 三唑仑

三唑仑（海乐神）是一种短半衰期的苯二氮䓬类催眠药，催眠作用强，为氟安定的30~60倍，为安定的45倍，但肌肉松弛作用比安定强30倍。其口服吸收迅速而完全，15~30分钟即可生效，1.3小时达血药峰浓度，半衰期为1.5~5.5小时。三唑仑在肝脏代谢，代谢产物无催眠作用，且排泄半衰期短于4小时，故用药后极少蓄积。三唑仑自1978年上市后广泛用于治疗失眠，为常用和有效的催眠药物之一。其特点是诱导入睡迅速，最适合治疗入睡困难者，它可以缩短入睡潜伏期和增加总的睡眠时间。由于其半衰期短，对于治疗睡眠维持困难者疗效不满意，患者可能出现早醒与白天焦虑现象，对于有抑郁症状的患者应慎用。与半衰期长的苯二氮䓬类药物相比，三唑仑所产生的白天嗜睡作用小。常见不良反应是头晕和头痛，应用较大剂量时顺行性记忆缺失和异常行为发生率较高。长期用药可能产生依赖性。

1990年，美国食品药品管理局（FDA）根据其精神药品咨询委员会的建议，决定修改已经批准的产品资料，强调含本品的制剂易致遗忘症。1991年10月，英国根据安全性方面的理由，决定停用本品的所有制剂。1992年，美国FDA的技术咨询委员会进行综合评价后认为本品利大于弊，但强调应该使用最低有效剂量，对于抑郁症患者使用本品应谨慎。三唑仑治疗失眠的剂量是0.25~0.5mg，临睡前口服。为慎重起见，目前主张从0.125mg开始使用，必要时再逐渐增加剂量。

10.咪达唑仑

咪达唑仑（多美康）为新型短半衰期苯二氮䓬类催眠药，能缩短入睡时间，减少入睡后清醒期，延长睡眠持续时间，改善睡眠质量。本品特点是起效快，体内停留时间短，口服吸收迅速而完全，口服后约20分钟内入睡，睡眠时间可恢复到与患者年龄相当的正常范围。咪达唑仑分片剂和针剂两种剂型，口服剂型适用于各种失眠，特别是入睡困难者，明显缩短入睡时间，减少夜醒次数，晨起后患者对睡眠时间满意，感觉良好，无宿醉现象等各种不良反应。针剂用于术前给药及麻醉诱导等。由于咪达唑仑半衰期短，连续晚间服用不会导致体内蓄积，次晨无明显延续效应，停药后不引起反跳性睡眠障碍。常见不良反应为嗜睡、镇静和共济失调，妊娠早期及急性肺病者禁用。长期应用可发生依赖性，但发生率很低。治疗失眠时多采用咪达唑仑7.5~15mg，临睡前口服。

11.羟基安定

羟基安定（替马西泮）为安定的代谢产物，具有类似硝基安定的催眠作用。口服吸收迅速，半衰期较短，为9~12小时。羟基安定为胶囊剂，用作催眠药物时，成人睡前口服10~30mg，适用于入睡困难的失眠患者。由于半衰期较短，患者日间思睡和次晨延续效应少。该药每晚平均剂量为13.2mg，羟基安定在睡眠浓度、睡眠时间及觉醒次数等方面均优于平均剂量为5.2mg的硝基安定。羟基安定不良反应少，服药可有口干、乏力等，长期应用可产生依赖性。孕妇慎用。

安定类催眠药物有哪些特点？

安定类催眠药物是中枢神经系统抑制剂，既有镇静作用，也有催眠作用。这类药物的主要作用机制是阻断边缘系统向大脑皮层传递的兴奋性冲动。较早的有安眠酮、安宁、利眠宁、地西泮、舒宁等，现已少用。目前主要有三唑仑、咪达唑仑、氟西泮、硝西泮、阿普唑仑、艾司唑仑、氯羟安定等。本类药物口服吸收良好，根据半衰期长短不同，可分为短、中和长半衰期3种，短半衰期类有速眠安和三唑仑；中半衰期类有羟基安定和舒乐安定；长半衰期有氟安定等。苯二氮䓬类药物无毒性，安全范围大，这是与巴比妥类药物不同之处。

苯二氮䓬类镇静催眠药是当前用于治疗失眠的最常用药物。苯二氮䓬类药能迅速诱导患者入睡、减少夜间惊醒次数、延长睡眠时间和提高睡眠质量，但也改变了通常的睡眠模式，使浅睡眠延长、快波睡眠持续时间缩短、首次快波睡眠出现时间延迟、做梦减少或消失。应用不同苯二氮䓬类药物治疗不同睡眠障碍主要根据药物的半衰期，如三唑仑等半衰期短的药物，吸收快，起效快，无蓄积，无后遗作用，是较理想的催眠药，但半衰期太短，用药后易产生清晨失眠和白天焦虑，这可能被误认为是剂量不足而不断加量，从而容易形成依赖性，导致停药后的反跳性失眠和焦虑更加严重。氟西泮等半衰期较长药物，很少发生清晨失眠与白天焦虑，但由于其主要代谢物有活性，容易蓄积。

现有资料表明，耐药性的产生以短半衰期的苯二氮䓬类药物较快，而长半衰期苯二氮䓬类药物则相对发生较迟。高效而短半衰期苯二氮䓬类药物，记忆减退的作用远较较长半衰期的药物大，甚至导致暂时性遗忘症，其他行为方面的不良反应也以短半衰期苯二氮䓬类药物更易发生。尽管不同的苯二氮䓬类药物的用量有别，但所有不同名称的苯二氮䓬类药物均具有同一性质的依赖潜力，并且越是短半衰期作用的药物，其成瘾潜力越高，成瘾的时间越短，甚至使用治疗量1个月以后就难以撤药。因此，在服用苯二氮䓬类药物时，应严格遵照医嘱，尽量遵循短期用药、逐渐减药的原则。苯二氮䓬类药物的其他不良反应与巴比妥类相似。

第三代镇静催眠药物有哪些？

近年来，有关专家研究发现了一类新型催眠药，能够选择性地作用于催眠相关的特异性受体，可避免苯二氮䓬类催眠药物常见的不良反应，这就是第三代镇静催眠药（非苯二氮䓬类药物），目前主要包括唑吡坦（思诺思）、佐匹克隆（忆梦返）和扎来普隆。它们的作用时间都比较短，为0.5~5小时，催眠效果好，在小剂量时能缩短入睡时间，延长睡眠时间，不影响睡眠节律，在较大剂量时，慢波睡眠第2期和第3期、第4期时间延长，快波睡眠时间缩短。这类药物由于半衰期短，可迅速被吸收，不产生蓄积，相对来说后遗作用少，对白天的影响微弱。本类药物安全性比较高，因此，目前已经有逐渐取代苯二氮䓬类药物的趋势。不良反应与用药剂量大小及患者的个体敏感性有关，主要为嗜睡、头晕、口苦、恶心和健忘等。虽然第三代镇静催眠药的优点是明显的，但是，任何一种催眠药物都有其局限性，药物长期使用均可能产生依赖性，建议短期使用。

1.唑吡坦

唑吡坦（思诺思）是苯二氮䓬受体亚基的新一代镇静催眠药，具有较强的镇静催眠作用和轻微的抗焦虑、肌肉松弛和抗惊厥作用。唑吡坦口服吸收迅速，起效快，半衰期短，一般为2小时，作用持续6小时，治疗剂量下不产生蓄积和残余作用，白天不产生镇静作用，对精神运动和认知功能损害较轻。临床研究表明，失眠者服药后入睡快，可保持正常的睡眠结构，减少夜间觉醒次数，把深睡眠时间调节到生理水平，增加总睡眠时间6小时，改善睡眠质量。唑吡坦口服剂量范围为每次5~10mg，65岁以下患者为每次10mg，65岁以上患者及肝功能不全者为每次5mg，睡前服。唑吡坦主要用于短暂性、偶发性失眠或慢性失眠的短期治疗。对入睡困难、睡后易醒、多梦及早醒等症状都有较好的疗效，对缩短入睡时间、提高睡眠质量有良好的作用。

近年来，唑吡坦正被国内外列入治疗失眠的首选药物。常见的不适感有腹痛、恶心、呕吐、腹泻、头晕、停药后失眠、皮疹、瘙痒等，半夜起床可能出现反应迟钝、摔倒，与个体敏感性有关。由于药物起效快，患者应在完成洗脸、刷牙、洗澡等睡前准备工作，上床就寝时服用，以防跌倒。

2.佐匹克隆

佐匹克隆（忆梦返）是第三代镇静催眠药物中的代表，具有良好的镇静催眠和肌肉松弛作用。可选择性地抑制脑神经突触的5-羟色胺再摄取，对有抑郁和焦虑性失眠者疗效显著，对神经性失眠、心因性失眠及单纯性失眠亦有良好效果，尤其适用于不能耐受次晨残余作用的患者。该药口服可经唾液排出，因此部分患者于服药后感到口腔有苦味和金属味，一般持续10小时左右。药物作用特点是失眠患者服药后入睡快，可增加慢波睡眠的第3期、第4期，对快波睡眠潜伏期和周期影响较少，总的睡眠作用延长，患者醒后较舒适。佐匹克隆有每片3.75mg和7.5mg两种规格，老年人及肝功能不全者可从每次3.75mg、其他成人从每次7.5mg开始，每日睡前30分钟口服，可以根据耐受情况逐渐加量至每次7.5~15mg。用药时间不宜过长，一般不超过4周，可间断使用。用药期间禁止饮酒。停药时须逐渐减量。

3.扎来普隆

扎来普隆主要用于成人失眠的短期治疗。临床研究证实，本药能够缩短入睡潜伏期，增加总睡眠时间，明显改善前半夜的睡眠质量，第二天无宿醉作用，不影响正常睡眠结构。该药起效快、作用时间短，成瘾性、停药后戒断反应和反跳性失眠均较少。常规用量为每晚睡前30分钟服用5~10mg扎来普隆，老年人或衰老虚弱者起始剂量为5mg，严重肝损害患者应慎用。40mg大剂量单次用药可导致语言功能下降、记忆力减退。

针对不同形式的失眠，如何选择镇静催眠药物？

表现为入睡困难的失眠患者，通常选用诱导入睡作用快速的药物，其中绝大多数为短半衰期的镇静催眠药，如速可眠、三唑仑、咪达唑仑、扎来普隆、佐匹克隆、唑吡坦和水合氯醛等。如临床上焦虑症状明显者，可选用三唑仑、氯硝西泮、阿普唑仑，而对于夜间易醒的失眠患者，通常选择能够延长慢波睡眠第3期、第4期和快波睡眠时间的镇静催眠药，如羟基西泮、硝西泮、氟西泮、艾司唑仑等。此外，由于早醒多见于抑郁症患者，所以对于早醒患者应该首先注意是否存在抑郁症，抗抑郁药物治疗对这些患者更有益。同时，可选用长效或中效的镇静催眠药，如地西泮、硝西泮、氯硝西泮等辅助治疗。

什么是理想的镇静催眠药物？

理想的催眠药物应当具备以下特点：①诱导睡眠时间短，使患者能够迅速入睡。②一次服药后能够维持足够的睡眠时间，以满足个体的睡眠需要。③不良反应少，次日不遗留镇静作用。④对睡眠结构无影响，不影响记忆和呼吸功能。⑤药物本身不与酒精或其他药物相互起作用，不容易产生耐受性和成瘾性，即使过量服用也不至于发生生命危险。但十分遗憾的是，迄今尚无一个药物能够完全满足这些要求。

什么是镇静催眠药物的宿醉作用？

镇静催眠药物的宿醉作用也称为过度镇静，是一部分镇静催眠药的常见不良反应。例如应用苯二氮䓬类药物后，患者的失眠得到有效的改善，但在应当睡眠的时间以外，仍有昏昏欲睡的感觉，患者服药后第二天早晨起床后感到嗜睡、乏力、注意力不集中等，并且有行为功能损害及警觉性减退的现象，称为宿醉作用或宿醉现象。宿醉作用的本质是药物的过度镇静作用，与药物半衰期有密切关系，也与剂量大小有关。临床研究证实，长半衰期的药物容易产生宿醉现象，如硝西泮，而中、短半衰期的药物则无宿醉现象，如氯硝西泮、三唑仑。因此，白天从事精细工作、工作时需要高度集中注意力或从事需要快速灵活做出反应的职业（如汽车司机）者，应选用中或短半衰期的苯二氮䓬类药物，或尽量减少药物剂量。

什么是耐药性？

耐药性的产生是药物治疗失眠过程中的常见现象，与长期反复应用同一种药物有关。虽然耐药性存在个体差异，但是大部分药物在连续使用后会逐渐失去疗效，而需要增加剂量才能达到同样的效果。许多苯二氮䓬类药物都可能产生耐药性，镇静催眠药物之间也常常发生交叉耐药性。患者对于药物的耐受性虽已增大，但其中毒与致死剂量并无明显提高。

什么是药物依赖性？

药物依赖性又名药瘾或药癖，是指由于反复或持久摄入某种药物，造成对于该种药物的精神和躯体上的依赖性。依赖性的产生表示形成了一种行为类型，表现为一种需要，患者对于药物的需求十分迫切，不服药就感到焦虑不安、紧张、失眠。有酒或其他药物依赖者更容易产生苯二氮䓬类药物的依赖，应当引起注意。一般来说，许多对苯二氮䓬类药物产生依赖的患者是"治疗剂量依赖"，即常用治疗剂量就会产生依赖性，并非剂量越用越大才产生依赖，是与应用时间长短相关。药物依赖的产生常常与个体因素与医疗因素有关，要预防镇静催眠药物依赖性的产生，首先，应当普及医药常识，告诫患者严格按照医嘱服药；其次，应当提高临床医生的用药水平，严格执行药品管理制度。对已经形成药物依赖、病程较长、程度较重者，为避免突然停药产生戒断症状，可递减所服药物的剂量，直到完全停用。也可用与其作用相仿、但不易产生依赖性的药物替代，然后再逐渐减量，直至停药。

如何应对安眠药引起的失眠？

在临床工作中，为预防发生由于安眠药物的不当使用而引起的失眠，应遵循以下原则。

（1）逐渐减少安眠药物量，直至停药。为了防止突然停药产生的反跳性失眠等撤药反应，逐步减量法是最佳的停药方法。逐步减量法是指有计划地将导致依赖性的药物逐步撤除，直至完全停药。如果患者同时服用几种催眠药物或是几种药物交替使用的话，则应当首先设法逐步减至只使用一种药物，然后再逐步减少剂量直至停药。对于仅仅服用一种药物的患者，在最初的1~2周，逐步减少剂量，当患者稳定在一个最小剂量后，再推荐患者间断服药，即开始每周有的晚上不服药物，之后逐步增加每周晚上不服药的天数，这样可以逐步减少服药次数，直至完全停药。也可以建议患者仅仅在有重要事务之前的晚上服药。

（2）用长半衰期药物替换短半衰期药物。半衰期短的苯二氮䓬类药物的戒断症状较重，出现较快；长半衰期的苯二氮䓬类药物的戒断症状出现较慢、较轻。因此，在确定安眠药药物依赖性失眠诊断后，可以选择使用半衰期相对较长的安眠药来等量、等效价取代半衰期短的安眠药物，然后再逐渐减量。减量过程中须密切关注戒断症状的出现，一旦出现，应维持原剂量至少24~48小时，再试行减量。

氯丙嗪是可以替代的药物之一，也可考虑使用苯巴比妥替代。

（3）加强心理治疗。积极地进行心理治疗是治疗失眠的相关药物成功的关键，应当让患者参与整个治疗计划，并向其介绍安眠药物的正确使用方法、依赖性的产生及停药后可能出现的不良反应。医生应该在诊治过程中认真倾听患者的叙述，不仅可以了解患者失眠的原因和失眠的发展过程以及患者对失眠的感受，而且能够使患者感到医生关心他的痛苦，取得患者的信任，有利于建立良好的医患关系。心理治疗可使患者有充分的思想准备，积极配合治疗，并且能够消除焦虑、稳定情绪、改善依从性。在成功地停药以后，对患者进行定期的随访调查，有助于预防失眠发作。虽然睡眠对于人的身体和心理的恢复十分重要，但是不应过分夸大睡眠生理功效。

（4）辅助与支持治疗也是十分重要的。对一些并存的疾病和症状的治疗常常能够取得事半功倍的效果。如有癫痫史的患者服用抗癫痫药积极控制癫痫发作；心动过速者服用普萘洛尔等有效控制心率；对焦虑与激越并存睡眠障碍者，给予三环类抗抑郁药稳定情绪；对戒断综合征可予盐酸曲唑酮和丁螺环酮。

（5）对于难治性的安眠药相关性失眠可适当使用胰岛素低血糖治疗。为了避免安眠药物依赖性的产生，医生在选择苯二氮䓬类药物时应尽可能规范使用，积极预防，而患者应该在医生的正确指导下，建立良好的依从性，做到既不滥用药物，又不弃用药物。安眠药物的使用，应坚持短期、间断性用药，不宜长时间使用（3个月以上），如确需较长时期应用，应选择不同药理特性或作用机制的安眠药物作合适的替换，以减少依赖性的产生。不宜突然中止使用安眠药物。因安眠药物与其他物质或药物有交叉依赖性，故饮酒过度者不宜服用安眠药。

如何应对兴奋剂引起的失眠？

对于兴奋剂引起的失眠，应首先针对兴奋剂依赖本身进行治疗。目前多采用综合治疗方法，包括药物治疗、心理治疗和中医治疗等方法，首选药物治疗。对于兴奋剂依赖所致急性或慢性中毒症状者可采用β-肾上腺素受体阻断药，如普萘洛尔来拮抗可卡因引起的拟交感作用和控制心律失常，可同时使用氟哌啶醇、氯丙嗪等抗精神病药来缓解精神症状；对于兴奋剂依赖所致戒断症状（睡眠障碍、情绪障碍和行为障碍）可选用抗抑郁药，如丙咪嗪、去甲丙米嗪、曲唑酮；对于睡眠障碍者可给予地西泮、氯硝西泮、氯羟西泮等治疗。在进行药物治疗时和药物治疗结束后，应同时进行心理治疗，其中认知行为治疗最具实用性。其他治疗方法如中药、针灸等传统医学方法，至今尚无系统性研究和肯定有效的结论。

如何合理应用镇静催眠药物？

在临床上，我们应该谨慎使用镇静催眠药物。普遍认为合理应用镇静催眠药物应遵循以下几点原则。

1.积极明确失眠原因

除特发性失眠与某些长期失眠外，失眠仅仅是一种症状，而非疾病，因此，首先要认真分析发生失眠的原因，针对病因采取适当措施，通过非药物治疗来恢复正常睡眠。如因环境因素改变导致的失眠者，在消除有关因素之后，失眠即可自愈；因服用中枢兴奋剂（如咖啡因、茶、烟）而失眠者应停止服用；如因疼痛或剧烈的咳嗽引起失眠者，采用镇痛剂和镇咳药等。总之，针对不同的失眠原因采取相应措施，比单纯使用催眠药有更多的益处，也是合理用药的重要内容。

2.了解既往用药史

有些患者在本次就诊前可能已经有过治疗经历，在就诊时要完整准确地向医生叙述既往用药的全过程，曾经用过哪一种催眠药、剂量多大、用了多长时间、效果如何、是否有药物过敏、不良反应程度如何、停药或换药的原因等，这些过去用药史可以为医生更好地选择治疗药物提供依据。有些患者对用药的心理状态不同也会影响治疗效果，如果担心用药会产生依赖性而拒绝服药，对这种情况给予作用较弱的药物或小剂量作用较强的药物，同时给予心理支持治疗，即可能奏效。有些患者依赖于药物，如果没有镇静催眠药就恐惧不安，此时甚至给予安慰剂都能产生良好效果。对于有轻生意念的患者，医生会给予相对安全的药物，一次处方的药量不宜过多，以防发生意外。

3.尽量选择服药方法便捷、价格适宜的药物

一般而言，液体剂型的药物作用发生较快，目前常用催眠药多为片剂或胶囊，需要多饮水，以促进药物的崩解。注射剂型的药物使用不方便，一般只在紧急情况下使用。用药时还要注意合理的药物经济学，不能简单以该药是否便宜为判断标准，应考虑该药对恢复社会功能、提高生活质量是否有更大帮助。患者也应该告诉医生自己的经济承受能力，如果没有购买能力，即使处方的某一种药物更符合经济学原则也是徒劳的。

4.掌握药品的适应证和禁忌证，用药剂量个体化

要了解各种治疗失眠药物的起始剂量和最大剂量，熟悉药物的相互作用和药理特点，避免严重的不良反应和意外发生。如艾司唑仑禁用于重症肌无力患者；氯硝西泮禁用于青光眼和肝、肾功能不全患者。要掌握药物的常见不良反应，尤其是催眠药的依赖性、宿醉作用及对肝、肾功能的影响等。同时，用药剂量应个体化，尽量使用最小的有效剂量。催眠药的有效剂量存在显著的个体差异，应当在极短时间内摸索出适合于个体的最低有效剂量，如果低于此剂量则疗效差，高于此剂量会增加药物不良反应。儿童与老年人的治疗剂量可能仅为成年人的1/3~1/2。肝、肾功能不全的患者，药物剂量也要相应减少。有些患者即使到治疗最高剂量，效果仍不好，谨慎增加剂量并非好办法，应考虑更换药物。

5.及时评价治疗效果，安全合理用药

药物治疗原则是从小剂量开始，逐渐达到有效治疗剂量。在治疗过程中，应及时将治疗效果、不良反应告知医生，以便进行评价。如果常规剂量效果不佳，要考虑药物剂量是否足够、该药物是否对症、作用机制上有无缺陷、治疗时间是否足够等。如果不良反应太大，要考虑是否需要使用拮抗剂、使用拮抗剂的利弊如何、是否需要换用其他药物等。一般每20天认真地进行评估，不应一成不变地服药，延误调整的机会，形成依赖性与耐受性。

治疗失眠的目的是提高生活质量，所以合理用药始终是把安全放在第

一位，如果一种药物的疗效好，但是不良反应很大，甚至可能导致严重后果，应尽量避免使用。催眠药物可能产生依赖性、成瘾性、宿醉作用和对肝、肾功能的影响，抗抑郁药物可能发生胃肠道反应。注意密切观察药物的不良反应，一旦发生及时处理或减量与停药。

6.短期用药，逐渐减量与停药

一般连续用药不应超过3~4周，否则容易出现疗效下降或产生成瘾性。如果无法停药，医生应考虑选择另一种作用机制不同的催眠药交替使用。当治疗达到目标后，要及时考虑巩固疗效的期间是否足够长、何时减药、如何减药与停药。在准备停药之前，应当有一段逐渐减量的过程。反跳性失眠和撤药反应是临床治疗中的常见问题，也是影响患者服药依从性的主要原因。一旦出现反跳性失眠和撤药反应，处理方法是恢复给药，待症状好转后再逐渐减少药量，直至停药；也可以用长半衰期的苯二氮䓬类药物替代短半衰期的苯二氮䓬类药物，替代后再逐渐减量。逐渐减量、停药的方法可以每天服药，但剂量逐渐减少，也可以剂量不变，但间断服药，例如第1周隔1天服，第2周隔2天服，第3周隔3天服，第4周隔4天服，第5周隔5天服，第6周停服。

镇静催眠药物的不良反应有哪些？

镇静催眠药物的最常见不良反应是：①药物的残留镇静效应。即白天出现头晕、困倦和昏昏欲睡，这会影响工作和学习，也可能导致意外事故的发生。②药物的耐受性。产生耐受性的原因在于那些长期用药者，逐渐对药物产生耐受后，催眠效果减弱，要想获得用药开始时同样的催眠效果则需要逐渐增加剂量，因而导致患者用药剂量越来越大。③药物依赖性。又分为心理依赖和躯体依赖。患者由于心理依赖，只有在服药后才能入睡，否则难以入睡甚至是通宵无眠；躯体依赖表现为戒断症状，即停药后2~3天出现兴奋、焦虑、胃肠道症状、惊厥发作甚至昏迷。不过，催眠药物的依赖性不如吗啡类药物严重，戒断症状也较轻，也较容易戒断。

老年人为什么不能乱用安眠药？

①老年人因为脑的老化，对镇静催眠药物特别敏感，容易出现不良反应，造成安眠药物服用过量，使药物性睡眠过深、过长。②老年人的肝、肾功能存在不同程度的减退，对药物和药物毒素的排泄延长，容易蓄积中毒。③大多数老年人合并冠心病，不当地应用镇静催眠药物会对心脏产生不良影响。④老年人在睡眠中经常有睡眠呼吸暂停现象，服用安眠药物可加重睡眠呼吸暂停症状，加重多种器官的负担。因此，老年人不要轻易使用安眠药。

长期应用镇静催眠药物会引起记忆损害吗？

镇静催眠药物都可以在一定程度上影响记忆力等认知功能。苯二氮䓬类药物能产生遗忘症状，常发生在用药剂量过大的患者中。流行病学调查显示，慢性失眠者记忆障碍的发生率为53%，与应用镇静催眠药物有关。苯二氮䓬类药物引起的记忆障碍多为顺行性遗忘，服用者回忆不起日常所做的事，可能系过度镇静作用所致。

长期应用镇静催眠药物安全吗？

小剂量、较短时间使用催眠药物是治疗失眠的重要手段，但催眠药物在帮助人们进入甜蜜的梦乡的同时，也存在着潜在的危险性。

首先，长期应用镇静催眠药物容易成瘾。这是由于反复或持久摄入某种安眠药物，造成对该种药物躯体和心理上的依赖，表现为对药物的需求十分迫切，不予服药即感焦虑不安、失眠。其次，长期应用镇静催眠药物容易产生耐药性、危险性。白天药物促使肝脏产生药物的分解酶增多，体内的药物就能够很快地被这种酶破坏，从而使药物的催眠作用逐渐减弱，而产生耐受现象，疗效下降，影响睡眠结构。因此，有些人服用安眠药的剂量会越来越大，造成严重后果。此外，镇静催眠药物具有一定毒性。因为大多数催眠药经过肝脏分解，由肾脏排泄，因此，长期服用可增加肝、肾功能的负担，引起肝脏肿大、肝区疼痛、黄疸、水肿、蛋白尿、血尿、恶心、食欲减退、腹胀、便秘等肝、肾功能损害及胃肠道功能紊乱。

巴比妥类药物长期服用可产生蓄积中毒，导致精神不振、智力减退、血压下降等，严重者可引起呼吸、循环功能障碍。

一些镇静催眠药物对生理、生殖功能有一定程度的损害，药物作用于间脑，影响脑垂体促性腺激素的分泌，男性服用可使睾丸酮生产减少，导致阳痿、遗精及性欲减退等，从而影响生育能力；女性服用则影响下丘脑功能，引起性激素浓度的改变，表现为月经紊乱或闭经，从而影响受孕能力，造成暂时性不孕。

不过，患者如因惧怕催眠药物的不良反应而不服药，从而饱受失眠的煎熬也是没有必要的，只要在医生的指导下正确服药，小剂量、短时间或者时常替换药物，应该是安全的。

催眠药物治疗失眠有哪些新进展？

催眠药物治疗失眠一直是主要的临床治疗手段。在过去的几年里，国外对越来越多的非苯二氮䓬类催眠药物进行了临床验证或已被美国FDA批准用于临床治疗失眠。

（1）唑吡坦控释片。唑吡坦控释片是唑吡坦新的剂型，药片有双层，第一层为速效释放的唑吡坦，第二层则提供缓慢释放的额外的唑吡坦，以维持血浆中唑吡坦的浓度，这样，既可减少入睡时间，又可延长睡眠时间。

（2）艾司佐匹克隆。该药对患者的睡眠潜伏期、睡眠开始后的觉醒时间、觉醒次数、每周的夜间觉醒次数有明显改善，而且次日劳动能力、警觉及健康感的月度评级也有改善，没有关于耐药性的证据，较临床已用的佐匹克隆好。与抗抑郁药合用治疗伴有失眠症状的重度抑郁症，其失眠和抑郁症状同时改善。

（3）雷美替胺（Ramelteon）。这是一种选择性MT1/MT2褪黑素受体激动剂，作用于睡眠－醒觉周期，每晚服用雷美替胺8mg，可显著降低持续睡眠潜伏期，治疗患有严重入睡困难的成年失眠患者。目前的研究发现，雷美替胺不会带来成瘾风险，但有可以忽略的轻微的宿醉效应。

（4）Indiplon。它是一种非苯二氮䓬类安眠药物，靶向作用于 γ－氨基丁酸－A（GABA-A）受体的特定部位，这一部位正是促进睡眠的关键部位。研究显示，Indiplon的速释片能有效改善各年龄段患者的各种失眠症状，治疗慢性失眠安全有效，老年患者对Indiplon的耐受性也较好。

（5）加波沙朵（Gaboxadol）。是一种选择性突触外 γ－氨基丁酸－A激动剂，可以明显改善失眠患者的入睡困难和维持睡眠，耐受性好。

（6）Tigabine。Tigabine是选择性抑制神经元及神经胶质对 γ－氨基丁酸再摄取抑制剂，4mg、8mg的Tigabine对睡眠有正性作用，不良反应较少。

抗抑郁药物能治疗失眠吗？

抗抑郁药物主要是用于治疗情绪低落、兴趣减少等症状，于20世纪50年代开始应用于临床。从第一代三环类抗抑郁药阿米替林、多塞平、普罗替林、氯丙米嗪、麦普替林等，至今已发展到第二代三环类抗抑郁药，如阿莫沙平、丁氨苯丙酮、万拉法新、米氮平、奈法唑酮、曲唑酮等。还有一类为5-羟色胺再摄取抑制剂，如氟西汀、帕罗西汀、舍曲林、氟伏沙明和西酞普兰等。

抗抑郁药物治疗失眠主要针对两类患者，一是对抑郁症伴发的失眠有效，失眠是抑郁症普遍存在的躯体症状之一，而且常是最早出现的效应，随着抑郁症治疗的好转，失眠症状亦逐渐改善。二是对一些慢性失眠患者也可获得良好的疗效。

慢性失眠患者长期应用镇静催眠药物必然会出现药物的耐药及依赖，疗效逐渐下降，或多或少都会伴随焦虑、抑郁症状，此时应用抗抑郁药治疗会取得较好效果，而且抗抑郁药物可以比较长时间地应用，使得失眠症状能较彻底地得到控制，不反复。

应用抗抑郁药物治疗失眠，首选三环类药物，借助于三环类和杂环类抗抑郁药的抗胆碱能和抗组胺作用产生的嗜睡、困倦、镇静等不良反应来治疗失眠。但是，第一代三环类抗抑郁药有明显的抗胆碱能作用，如口干、便秘、视觉模糊、小便不畅，对老年人不合适，一些老年人常常不能耐受；其次，也是更主要的是对心脏的不良反应明显，过量会危及生命，有严重心脏疾病、心律失常者不能用。癫痫、急性窄角型青光眼、对三环类抗抑郁药过敏者和12岁以下儿童禁止使用。

抑郁症引起的失眠如何治疗？

抑郁症患者出现失眠，治疗包括两部分，首先是针对抑郁症的治疗，其次是针对睡眠障碍的治疗。抑郁症的治疗是一种对因治疗，抗抑郁药物包括传统的三环类或四环类抗抑郁药，如选择性单胺氧化酶抑制剂、选择性5-羟色胺再摄取抑制剂等。抗抑郁治疗如果抑郁症状改善，睡眠障碍也好转应该继续维持治疗至少6个月。如果抑郁症状改善，但是睡眠障碍反而加重，可考虑更换药物，并注意患者是否存在躁狂。如果睡眠障碍改善，但是抑郁症状无好转，应考虑增加抗抑郁药物剂量、增加药物或换药等，严重者还可考虑电休克治疗。镇静催眠药物也可使用，一般是用在抗抑郁药尚未发挥作用时或发病初期，因为抗抑郁药物起效太慢，目前常用的是苯二氮䓬类药物，仅作为早期使用，一旦症状控制，抗抑郁药物起效，则逐渐减、撤镇静催眠药物。

使用抗抑郁药物治疗失眠有哪些原则？

抗抑郁药物治疗失眠有以下原则。

（1）要选择适当药物。各种抗抑郁药物的临床疗效相当，但在不良反应方面存在差异，目前尚无可靠方法预测哪种药物更适合哪一个患者，因此，只能根据抑郁症患者的临床特点来选择药物。

由于抑郁症常存在不同的情绪症状，选药时一定要参考这些伴随问题。如激越性抑郁发作时，应选镇静作用较强的药物，如阿米替林、多塞平、曲唑酮等，而对迟滞性抑郁症患者，选用镇静作用较弱的药物效果会更好，如选择性5-羟色胺再摄取抑制剂等。患者及其家族成员中曾有人对某一药物疗效较好时，也可作为选择药物时的参考。

患者的年龄及躯体情况等也应作为选择药物时的参考因素。如果年龄较大，患有心脏病或青光眼时，则不宜使用三环类抗抑郁药物，优先选择新一代抗抑郁药物为好。此外，还应当按照抗抑郁药物的药理作用特点来选择药物。

（2）应掌握合适的剂量。注意用药剂量个体化，不可千篇一律。基本的原则是从小剂量开始，逐渐加量，以减少药物不良反应的发生。三环类抗抑郁药物的最初剂量可掌握在治疗量的1/4左右，以后每2~3天逐渐递增；选择性5-羟色胺再摄取抑制剂则可以一步到位，治疗剂量就是有效剂量。

（3）要向患者说明抗抑郁药物服用后都要经过2~3周才能起效，服用1个月随访看效果，不像镇静催眠药物是即刻的效果，提高患者的依从性。

（4）治疗开始时，尽量单药治疗，不宜同时使用多种抗抑郁药物，以便于观察疗效及不良反应。在治疗过程中，根据临床疗效决定更换药物或合并用药。单胺氧化酶抑制剂与三环类抗抑郁药的互换和三环类抗抑郁药与选择性5-羟色胺再摄取抑制剂合并应用等都要慎重进行，大部分选择性5-羟色胺再摄取抑制剂禁止与单胺氧化酶抑制剂合并应用。

（5）服药时间的选择同样重要。对于具有一定镇静嗜睡作用的抗抑郁药物，主张晚间一次服药，能够同时起到既改善睡眠，又减少不良反应的效果，如阿米替林和去甲丙米嗪等三环类抗抑郁药可以减少入睡潜伏期和改善睡眠的持续性。一些新一代抗抑郁药物（选择性5-羟色胺再摄取抑制剂）和抗焦虑药物（如黛力新等）具有振奋作用，可能会加重睡眠障碍，不宜安排在晚上服药，一般每天早上服药。

（6）治疗的疗程要足够长。抑郁症患者的失眠等症状非常容易反复，在首次抑郁发作经过药物治愈后，应当维持原来剂量治疗至少6个月，以避免复发。对于反复发作患者的治疗至少维持1年或更长时间，有时需要长期治疗。维持治疗的药物剂量为治疗量的1/3~1/2。在中止治疗前的2~3个月逐渐减药，直至中止治疗，不可突然停药。

临床常用的抗抑郁药物有哪些？

1.米帕明

米帕明也称为丙米嗪，是三环类抗抑郁药的经典药物。临床主要用于治疗抑郁性精神障碍。治疗抑郁症往往要有1~2周潜伏期才能发挥疗效。不良反应有直立性低血压、嗜睡、口干、便秘、手抖、心动过速、视觉模糊等。镇静作用较弱，所以嗜睡反应较轻。对心脏有直接毒性作用，超量易中毒致死，青光眼患者禁用。因有多种不良反应，剂量宜逐步增加，以逐步适应。丙米嗪的有效治疗剂量为100~200毫克/天，每日分2次服，也可睡前1次顿服。本药并无振奋作用，所以不必安排在早上服药。

2.地昔帕明

地昔帕明也称为去甲丙米嗪，属于三环类抗抑郁药，半衰期为21.5小时。镇静作用比米帕明更弱，所以没有嗜睡等不良反应，有助于缩短入睡潜伏期和改善睡眠的持续性。不良反应与丙米嗪相似。临床用途、剂量及用法与丙米嗪相似。

3.氯米帕明

氯米帕明也称为氯丙米嗪，属于三环类抗抑郁药，是治疗强迫症的首选药物。剂量及用法与米帕明相似，不良反应也与米帕明相似。由于患者用后不适感较多，小剂量慢慢增加可减轻不良反应，临床并不作为失眠治疗的选择用药。

4.阿米替林

阿米替林口服后达到血药浓度的峰值时间为8~12小时，半衰期为9~25

小时。镇静作用较强，因此嗜睡等不良反应较明显，借助这些不良反应，临床常用于治疗睡眠障碍，尤其是年轻的慢性失眠患者，有助于缩短入睡潜伏期和改善睡眠的持续性。其他不良反应与米帕明相似。青光眼患者禁用。口服剂量为每晚25mg，可根据用药效果增减剂量。

5.多塞平

多塞平（多虑平）的半衰期为8~24小时。抗抑郁作用较弱，镇静嗜睡作用较强，临床用于治疗焦虑及失眠患者。不良反应与米帕明相似。

6.马普替林

马普替林（麦普替林、路滴美）的半衰期为27~58小时。抗抑郁作用强，临床用途与米帕明相似。不良反应亦与米帕明相似，但程度较轻，口服剂量一般为每日150mg。

7.盐酸曲唑酮（三唑酮）

曲唑酮能够选择性阻断组胺受体，因此有很强的镇静催眠作用，能够增加慢波睡眠，尤其适合于有睡眠障碍的抑郁症患者，于睡眠前使用。曲唑酮能够明显增加阴茎勃起的硬度和时间，加上该药物的抗抑郁与抗焦虑作用，使其不仅能有效地治疗焦虑、抑郁所致的阳痿，而且对器质性阳痿也有治疗作用。曲唑酮只有轻微的抗胆碱作用，对多巴胺受体没有作用，对心血管系统影响轻微，对心脏传导系统无抑制作用。本药有出现阴茎异常痛性勃起的不良反应报道。口服治疗的剂量及用法与米帕明相似，可睡前1次顿服。

8.氟西汀

氟西汀（百忧解）的半衰期为1~3天，是第一个强效选择性5-羟色胺再摄取抑制剂，高度选择性地抑制神经元再摄取5-羟色胺，其效应比抑制去甲肾上腺素摄取作用强200倍。氟西汀不良反应少，无明显镇静作用，其抗抑郁效果与三环类相当，但耐受性与安全性明显优于三环类抗抑郁药。临床用于治疗抑郁性精神障碍、强迫症、惊恐发作、神经性贪食症和恐怖症。可用于减肥及戒烟，尤其适用于老年人或心脏病患者。由于有振奋作用，服药多放在早上，每次1片口服，个别需要每日2~3片。药物在肝脏代谢，肝功能不好时可采取隔日疗法。

9.氟伏沙明

氟伏沙明（兰释）口服完全吸收，7~8小时达到峰浓度，半衰期为15小时。属于强效选择性5-羟色胺再摄取抑制剂，其抗抑郁效果与三环类相当。氟伏沙明对去甲肾上腺素、乙酰胆碱等递质的影响极小，所以不良反应很少，也无明显镇静作用。常用治疗量为100~200mg/天。

10.帕罗西汀

帕罗西汀（赛乐特）口服吸收良好，半衰期为21小时，临床用于治疗抑郁症及强迫症。治疗剂量为每日1~3片，口服，有胃肠道反应和嗜睡等不良反应，口干多见。

11.舍曲林

舍曲林（郁乐复）的半衰期为26小时。它是一种高度选择性5-羟色胺再摄取抑制剂，对其他受体的影响极小，也无镇静作用，不良反应与氟西汀相似。临床用于治疗抑郁性精神障碍及强迫症。常规治疗剂量为50mg/天，少数患者可增加剂量至100mg/天。

12.西酞普兰

西酞普兰的半衰期为33小时，也是一种选择性5-羟色胺再摄取抑制剂，对其他神经递质受体的影响极小。不良反应有轻度胃肠道反应。临床用于治疗抑郁性精神障碍和强迫症。常规治疗剂量为口服20~60mg/天。

躯体疾病伴失眠时应如何正确选用镇静催眠药物？

（1）神经系统疾病伴随的失眠。谵妄或痴呆患者伴随的失眠，一定要避免使用镇静催眠药物，可使用小剂量抗精神病药物，如氟哌啶醇、氯丙嗪、利培酮等，以控制激越、攻击行为等精神症状。痴呆患者的失眠可以使用褪黑素治疗和光照治疗。脑血管疾病患者出现的失眠可选用佐匹克隆、唑吡坦、扎来普隆、氟西泮等。

（2）精神系统疾病伴随的失眠。焦虑症、抑郁症患者在使用抗焦虑、抗抑郁药物的同时，应在早期配合使用中半衰期或长半衰期的苯二氮䓬类药物，如氯硝西泮、阿普唑仑、艾司唑仑等，注意避免使用短半衰期药物（特别是三唑仑）和长半衰期的氟西泮，因前者可能加重抑郁，后者可使抑郁慢性化。

（3）各种疼痛引起的失眠可选用苯巴比妥，因为苯巴比妥可加强解热镇痛药效应。阿司匹林可减轻关节炎夜间疼痛及过度疲劳后肌肉酸痛引起的失眠，该药本身也具有一定程度的中枢抑制作用，对于不明原因导致的失眠效果较好。

（4）心脏疾病患者出现的失眠应选择能缩短快波睡眠时间并且能够降低心率的催眠药物，如苯巴比妥、硝西泮，或选择对心血管影响较小的药物，如氯羟西泮。艾司唑仑（舒乐安定）对心脏传导阻滞患者不利，需慎用。

（5）慢性肝、肾疾病患者伴发失眠时，可选择奥沙西泮、阿普唑仑、唑吡坦、扎来普隆，禁用氯硝西泮和三唑仑。

如何治疗老年人的失眠？

老年人失眠总的治疗原则是积极治疗原发病、注意睡眠卫生、调整睡眠节律和适当使用催眠药。有学者采用随机安慰剂对照方法对比78例老年失眠患者的行为和药物治疗结果，以探讨单独治疗或联合行为和药物治疗对于老年失眠的效果。

认知行为治疗方法包括睡眠限制疗法、刺激控制疗法、睡眠卫生和认知治疗。药物治疗是服用替马西泮。所有患者在门诊治疗8周后，分别在3、12和24个月进行随访。结果发现，药物治疗、认知行为治疗以及行为和药物治疗3种治疗方法都有效，联合治疗的睡眠改善比任何一种单独治疗都更为有效。随访结果显示，采用行为治疗者临床获益持久，单用药物治疗者则不持久。所以，以改变不良睡眠卫生习惯，改变对失眠的错误认识、错误态度为目的的治疗对老年人失眠有效。与药物治疗相比，行为治疗虽然耗费时间较多，但疗效持久，值得推广。

老年人使用镇静催眠药时宜选用奥沙西泮、替马西泮或氯甲西泮等，药物剂量应减至成人的半量。对于同时存在慢性肺功能障碍或睡眠呼吸暂停综合征的患者，应慎用苯二氮䓬类催眠药，以免引起呼吸抑制。在准备停药之前先缓慢减量，避免出现药物反跳。对于已经产生依赖性的患者，特别是长期使用催眠药的老年患者，则不要违背其意愿强行撤药，此时，可以小剂量长期使用。当然，如果能够结合心理治疗、加用抗抑郁药和β受体阻滞剂戒除成瘾性则更好。褪黑素可不同程度地改善老年人的睡眠障碍，可适当选用。

老年失眠患者如何正确服用镇静催眠药？

老年失眠患者在服用镇静催眠药时，应适当减少用药剂量，通常为一般成年人的1/2或1/3。这是因为老年人随着年龄的增长，肝功能减退，使得药物在肝脏代谢速度减慢，血药浓度容易升高而发生蓄积现象，由此增加药物的不良反应。另外，大多数药物主要经过肾脏排泄，由于老年人的肾小球数量减少，即使是健康老年人，其肾小球滤过率也有所下降，因此，凡是需要由肾脏排泄的药物其排泄速度必然延缓，容易发生药物排泄不足所致的蓄积现象。对于那些同时存在慢性肺功能障碍或睡眠呼吸暂停综合征的患者，应慎用苯二氮䓬类催眠药，以免引起呼吸抑制。同成年人一样，老年人也要尽量遵循短期使用镇静催眠药物的原则，长期使用易导致药物疗效减退，产生药物依赖，停药引起反跳性失眠和戒断症状。选择镇静催眠药物应尽量选择半衰期比较短的药物，半衰期较长的催眠药容易损害老年人的认知功能和心理反应，易出现摔倒；应该尽量避免合用2种以上催眠药。对于慢性失眠或初发患者最好先选择非药物治疗，如认知行为治疗，包括睡眠限制疗法、刺激控制疗法、睡眠卫生和认知治疗。

如何防治高原性失眠？

登高是高原性失眠发生的直接原因，对既往曾有高原反应病史者，应当避免登高，在必须登高的情况下，尽量避免速度过快或一次达到目标，以便逐步适应，及时处理不适反应，这些是预防和缓解高原性失眠发生的关键。

在纠正病因的同时，建议合用药物治疗和物理治疗等方法。乙酰唑胺具有增加呼吸道通气量和减轻缺氧作用，还能促进碳酸氢根从尿中排出，预防呼吸性碱中毒，是改善高原性失眠睡眠质量的首选药物。阿米三嗪（都可喜）通过刺激外周化学性受体，提高血氧浓度，也可用于治疗高原性失眠。地塞米松对高原性失眠和呼吸困难并无效果，但对急性高原反应有预防效果，可适当应用。此外，合理的保温和避光有助于缓解症状，吸氧虽然可消除睡眠中出现的周期性呼吸异常，改善缺氧，但不一定能改善睡眠障碍的症状，因高原性失眠除低氧外还与低二氧化碳血症有关。支持性的心理治疗对缓解失眠、减轻症状也有一定的辅助作用。

如何应对饮酒所致的失眠？

对饮酒所致的慢性失眠的治疗，原则上应先针对乙醇依赖进行治疗，其次对失眠进行对症处理。首先应该进行戒酒治疗。对于乙醇依赖的戒酒，一般采用一次性断酒，重症者可用与乙醇有交叉依赖性的镇静催眠药物，如苯二氮䓬类药物替代，然后再逐步减少剂量，最终达到完全戒酒目的。可应用阿朴吗啡和催吐药依米丁（吐根碱）进行厌恶疗法，方法是给予药物后，让患者闻酒味，引起恶心、呕吐，连续10~30次后，形成条件反射，对酒产生厌恶情绪而自动戒酒。也有人采用电厌恶疗法，其原理相似。其次，应该重视支持治疗。乙醇依赖患者，尤其是慢性乙醇依赖患者，常常以酒代饭，而导致营养不良、维生素缺乏，因此，应大量补充维生素，尤其是B族维生素，并及时补充营养，维持水和电解质平衡。

对患者进行集体的心理治疗也是一种非常有效的方法，这种方法常用于戒酒者的康复治疗。集体的心理治疗由心理治疗师主持，召集患者定期聚会，对患者进行指导、解释、分析和应对等方面的帮助。对于同时存在的睡眠障碍症状，可适当使用苯二氮䓬类或其他新的镇静催眠药物，如唑吡坦与佐匹克隆等，但服药时间应与饮酒时间严格分开，饮酒后3~4小时内原则上不使用这些药物，且应严格控制催眠药物的服用时间，不宜长期使用，以免引起新的依赖。

如何治疗倒班人员的失眠？

现在对倒班工作带来的问题没有解决的万能药，也无法设计出"最好的倒班系统"。常用方法包括一般治疗和褪黑素治疗。一般治疗是对劳动者加强教育，使他们了解生物节律，睡眠和家庭因素都会影响倒班工作者的应对能力，使倒班工作者养成良好的睡眠卫生习惯，学会调控守时因子以利于自身健康，有些患者需要进行家庭咨询，以共同讨论、解决某些社会和家庭问题的方法。

还应对管理层进行宣传教育，使他们首先意识到倒班问题确实存在，不能无视倒班工作所产生的消极影响，或简单将其视作个人问题。事实上，对于工作单位来说，由于不适当的倒班造成员工士气不振，事故、缺勤率和辞职率高，这些因素导致医疗、招募、重新培训等费用的增加是十分巨大的。倒班制有多种形式，其中有些可能更有利于倒班工作者，比如目前在欧洲越来越风行的快速倒班制。

在必须安排倒班工作时，应综合考虑相关因素并合理选择某些因素（如工作种类、劳动力性质、平均上下班时间和男女比例），也会有利于倒班工作者。褪黑素对于倒班工作导致的睡眠障碍患者有良好的治疗作用，于睡前0.5~1小时给患者服用褪黑素0.5~5mg，可以显著加强其内源性节律与环境周期的同步效应，能够解决光照干扰给机体带来的不良影响，显著提高倒班工作者在夜班时的清醒程度，并能够改善睡眠质量和维持正常的睡眠周期。

不安腿综合征如何治疗？

目前针对不安腿综合征的治疗方法有药物治疗、物理治疗和其他一些支持治疗。其中，药物治疗中可供使用的药物种类较多，有些药物的治疗作用机制不明。治疗药物主要有以下几种。

（1）影响多巴胺能系统的药物，如左旋多巴、卡比多巴等以及多巴胺受体激动剂如溴隐亭、盐酸普拉克索（森福罗）等。

（2）苯二氮䓬类药物，如氯硝西泮、硝西泮、地西泮或阿普唑仑。

（3）阿片类制剂，如可待因、氧可酮。

（4）离子通道药，可选择卡马西平、丙戊酸钠或加巴喷丁。

（5）其他药物，如巴氯芬、普萘洛尔、盐酸曲唑酮、阿米替林，钙离子拮抗剂也可使用。

此外，部分患者入睡前热水浴可明显改善症状。在日常生活中应尽量少喝咖啡及含咖啡因的饮料，戒烟，戒酒。治疗原发病同样是非常重要的。适当补充铁、叶酸、维生素 B_1 和维生素 E 等，均有助于改善临床症状。

如何治疗痴呆患者的失眠？

痴呆相关性睡眠障碍的治疗包括一般治疗、褪黑素治疗、药物治疗和光疗法。对于住在家中或在养老院中的痴呆患者，都应制订出合适的作息时间表，平时应该遵守睡眠卫生原则，限制白天小睡，维持夜间睡眠环境的稳定，不要经常变换睡眠场所。在日间应尽量让患者多暴露在阳光下，尤其是在日出及日落时，这对于维持患者正常的睡眠-觉醒周期具有十分重要的作用。

褪黑素对于治疗痴呆相关性睡眠障碍患者的睡眠节律失调疗效良好，每日睡前2小时服用褪黑素能够有效改善痴呆相关性睡眠障碍患者的主诉症状，使患者睡眠潜伏期缩短、睡眠中觉醒次数减少、睡眠效率与睡眠质量提高。

光疗法结合补充褪黑素，对改善痴呆患者昼夜节律、抑郁情绪以及提高睡眠质量等有令人满意的效果。

痴呆相关性睡眠障碍的治疗应当尽量避免使用镇静催眠药物，尤其是长效苯二氮䓬类药物，否则可能加重精神错乱与认知功能障碍。对于患者出现的各种精神行为症状可以选择应用抗精神病药物治疗，如使用小剂量氟哌啶醇、氯丙嗪等，以控制激越、攻击行为等精神症状，但不能长期应用。也可采用 β 受体阻滞剂治疗老年人的攻击性行为。

如何治疗帕金森病患者的失眠？

帕金森病或帕金森综合征相关性睡眠障碍的治疗方法有一般治疗、调整帕金森治疗药物方案和药物治疗。帕金森病引起的失眠患者多为老年人，这些人行动迟缓，每天的卧床时间比较长，而且多数患者上床睡觉的时间早，从睡眠卫生角度出发，这些做法都不利于建立良好的睡眠–觉醒周期。应帮助患者做到白天尽量起床活动，多暴露在太阳光下，尽量避免白天的午睡或打盹，晚上适当推迟上床时间，纠正某些患者的睡眠障碍确实是有效的。

同时，可以适当地调整帕金森病患者治疗药物方案，小剂量的多巴胺受体激动剂可以改善睡眠质量，而大剂量的多巴胺受体激动剂可致睡眠破坏。对失眠患者，多巴胺受体激动剂剂量不宜过大。多巴制剂治疗时间的选择对睡眠也有明显的影响，夜间服用左旋多巴可延长非快速眼动睡眠和快速眼动睡眠潜伏期，使快速眼动睡眠在后半夜的分布增加，同时减少后半夜的觉醒次数，睡眠之前服用多巴控释片（息宁）或多巴胺受体激动剂（森福罗或溴隐亭）能够改善睡眠，提高睡眠质量。

当然，对帕金森病或帕金森综合征相关性睡眠障碍患者短期应用一些镇静催眠药物同样能改善睡眠状态，通常可选择以下药物短期应用：替马西泮、阿普唑仑、三唑仑、氯硝西泮、唑吡坦等。睡前给药，可获得满意疗效。由于苯二氮䓬类药物长期使用可能产生耐受性，可以考虑使用抗抑郁药，既能解除帕金森病患者的抑郁症状，又能改善睡眠，对部分患者有效。有人采用抗组胺药物苯海拉明睡前给药，但效果不确定，小剂量氯氮平治疗顽固性失眠、夜间幻觉和精神症状有效。对于日间瞌睡患者，可选择匹莫林、右旋苯丙胺、哌甲酯（利他林），但这些药物的疗效短暂，调整左旋多巴的服药时间可能更好。

如何处理慢性阻塞性肺疾病患者的失眠？

慢性阻塞性肺疾病患者失眠的处理包括针对慢性阻塞性肺疾病的治疗和针对睡眠障碍治疗两部分。慢性阻塞性肺疾病在急性发作时应以控制感染和祛痰、镇咳为主，缓解期包括理疗、运动培训增强体质、肺功能康复训练、心理行为疗法、营养支持、对家属和患者的教育、戒烟等。睡眠障碍的治疗包括以下内容。

（1）夜间氧疗。氧疗能改善睡眠期的低氧血症，提高睡眠质量，降低夜间病死率。长期家庭氧疗是指每天持续吸氧15小时以上，使血氧分压大于8.0kPa，是缓解期康复治疗的重要措施，也是惟一证实能延长寿命的方法，能够消除快速眼动睡眠期增高的肺动脉压，改善严重低氧血症者的睡眠质量，并且能减少并发症。

（2）阿米三嗪能够升高动脉血氧浓度，也能改善睡眠期血氧分压，但不能改善睡眠质量。普罗替林能改善夜间血氧和二氧化碳张力，这可能与抑制快速眼动睡眠有关，可适当选用这两种药物。

（3）可使用小剂量非苯二氮䓬类催眠药或速效枣仁安神胶囊等中成药，但需要注意的是，高碳酸血症者不能使用催眠药，以免抑制通气或加重呼吸衰竭。

（4）盐酸曲唑酮、阿米替林或多塞平等具有镇静催眠作用的抗抑郁药物，有助于改善睡眠和抑郁心境，可适当使用。

（5）适当让患者暴露于光亮的环境中有利于纠正睡眠-觉醒障碍，提高睡眠质量。

如何处理哮喘引起的失眠？

对于哮喘引起的失眠可使用小剂量非苯二氮䓬类镇静催眠药或速效枣仁安神胶囊等中成药，以缩短睡眠潜伏期，减少觉醒次数或缩短觉醒时间，提高睡眠效率。对于高碳酸血症患者应尽量不使用镇静催眠药，以免抑制通气功能或加重呼吸衰竭，尤其是避免使用苯二氮䓬类镇静催眠药。

当患者存在焦虑、紧张情绪时可适当选用阿普唑仑（佳静安定）。同时，应当让患者了解改善睡眠障碍的根本方法是有效降低夜间哮喘发作频率和严重程度，加强日间支气管扩张剂和预防性常规用药等治疗，当理想的白天治疗不能改善夜间哮喘时，才需要直接针对夜间哮喘进行治疗。首选方法是睡眠前吸入支气管扩张剂，并在睡眠–哮喘觉醒时重复使用。口服或吸入长效支气管扩张剂，能改善夜间哮喘患者的通气功能和提高睡眠质量。以上治疗无效时，可以口服类固醇激素治疗，少数患者可能还需要免疫抑制剂治疗。对少数哮喘患者，当失眠与夜间气道狭窄与打鼾或阻塞性呼吸暂停有关时，可以使用持续正压气道通气，能够显著改善与提高睡眠质量。

如何治疗慢性疲劳引起的失眠？

对慢性疲劳引起的失眠治疗包括针对慢性疲劳综合征的治疗、睡眠障碍的治疗和心理治疗三部分。慢性疲劳综合征的病因治疗可使用抗病毒和免疫调节药物，对症治疗可选择非类固醇类抗炎药（如吲哚美辛）、抗抑郁药（如阿米替林、氟西汀等）。对于存在抑郁情绪的慢性疲劳综合征患者，随着抗抑郁药物应用后作为抑郁伴随症状的睡眠障碍可以得到缓解，有焦虑、紧张等症状者使用丁螺环酮等药物有利于纠正所伴随的睡眠障碍。入睡困难等可以使用阿普唑仑、咪达唑仑或唑吡坦等，睡前口服，也可使用中成药。不容忽视的是，心理治疗对慢性疲劳综合征患者非常重要，医生应详细询问病史，耐心细致检查，了解患者现实生活中的心理负担，给予必要的心理支持和认知行为疗法，帮助患者合理安排作息时间，做到劳逸结合，这些对改善睡眠障碍十分重要。

如何治疗冠心病患者伴发的失眠？

不少冠心病患者常在夜间发病，甚至在夜间猝死，因此，有些有冠心病的患者一到夜间便出现恐惧感，害怕一旦病情发作，会一睡而不醒，长期处于失眠的困扰之中。首先强调：冠心病患者宜采取头高脚低右侧卧位。采取右侧卧位睡眠，全身肌肉松弛，呼吸通畅，心脏不受压迫，并能确保全身在睡眠状态下所需要的氧气供给，有利于大脑得到充分的休息，以减少冠心病心绞痛的发生，更益于入眠。睡眠时头高脚低，减少回心血量，也可大大减轻心脏负荷，有利于心脏"休息"。冠心病患者若病情严重，已出现心衰，则宜采用半卧位，以减少呼吸困难及失眠等症的发生。

此外，建议冠心病患者适当午睡，一般1小时足够。医学专家们通过试验证明，每天午睡30分钟可使冠心病患者的发病率减少30%。较长时间午睡，往往把睡眠引入更深的阶段，从而导致夜间难以入眠，或夜间睡眠时间缩短。不少患冠心病的中老年人习惯于坐着打盹，这是不可取的姿势，会压迫胸部，影响呼吸，使患病的心脏负荷加重，引起脑部的缺血。

冠心病患者晚餐要有所节制，晚餐吃得过饱，不仅容易诱发冠心病在夜间发作，且易引起"胃不和则卧不安"，因为饱食后全身血液相对集中在消化系统，致使冠状动脉供血减少，容易诱发心绞痛及心肌梗死。冠心病患者除了应根据医嘱按时、按量服药外，晚上睡觉前，还应将硝酸甘油片、心痛定等药物置于床头随手可取的地方，一旦发生心绞痛，可及时自用急救药品，防止来不及用药而产生恐惧并加剧失眠。冠心病患者居室环境要安静，有利于保证患者充足睡眠。如在噪声较高的环境中休息，不仅难以入睡，而且更易使血压升高而导致心绞痛、心肌梗死的发生。

如何治疗原发性高血压引起的失眠？

原发性高血压患者由于疾病的原因常伴发失眠，睡眠不好又是诱发血压升高的一个重要因素，患者对血压的敏感程度较高，易造成精神紧张，所以治疗原发性高血压的同时一定要调整好睡眠。

原发性高血压患者首先要节制喜、怒、哀、乐，锻炼自己的意志，做到能控制自己的情绪，使精神始终保持轻松愉快，可以经常听一听轻松的音乐，练练书法。临睡前，不要看激动人心的电视、书刊等，保持情绪稳定，以利于睡眠。

要注意休息与锻炼相结合，患了原发性高血压后，就更应该注意劳逸结合，不可过度疲劳。同时，要根据病情的不同程度进行适当的锻炼，晚饭后、入睡前可以散散步、打打太极拳，这些有助于入眠。

在饮食方面，晚餐宜清淡、少盐，勿过饱，肥胖的患者应该限制糖和脂肪的摄入，以减轻体重。要多吃水果、蔬菜，尤其是芹菜，既可以降低血压，又可以帮助睡眠。睡眠时起坐要缓慢，以免血压升高后头晕影响入睡，诱发心脑血管疾病的发生。原发性高血压患者还要保持大便通畅，否则，胃不和则卧不安，影响入眠和睡眠质量。为了保证良好的睡眠，坚持治疗原发病对原发性高血压患者很重要，但入眠时避免服用大量降血压药。养成良好的睡眠卫生习惯、保证充足睡眠对原发性高血压患者十分重要。

癌症患者出现失眠该怎么办？

癌症患者出现的睡眠紊乱称为癌症相关性睡眠紊乱。这类患者出现失眠时，首先强调的是癌症本身的治疗，可以根据患者的具体情况采取手术、放疗和化疗等治疗方法。对于癌症患者的睡眠障碍，可以选用抗焦虑和镇静催眠药，伴有焦虑者选用阿普唑仑，对于伴有抑郁情绪或疼痛的睡眠障碍患者，抗癌治疗同时使用抗抑郁药物治疗可以起到事半功倍的效果，如三环类药物（阿米替林晚上服用）或选择性5-羟色胺再摄取抑制剂，可有缓解疼痛、抗抑郁与镇静催眠的多重作用。如果结合情感支持等心理治疗及训练放松疗法，更有利于改善患者的睡眠。老年癌症患者常存在睡眠呼吸暂停，用药应谨慎，尽量避免使用苯二氮䓬类药物。褪黑素可以适用于癌症的恶病质伴失眠的治疗。

如何治疗尿毒症患者的失眠？

尿毒症患者出现失眠时首先应积极治疗尿毒症的原发疾病，纠正氮质血症、电解质紊乱和酸碱平衡失调等内环境紊乱，有条件者应争取肾脏移植手术。原发病的控制有利于镇静催眠药物的排泄。对于失眠、兴奋和躁动不安的患者可以给予苯二氮䓬类或水合氯醛等药物。

镇静催眠药物的选择应根据失眠的具体症状，对于入睡困难为主者，可以选择短半衰期药物入睡前口服，如唑吡坦、咪达唑仑或三唑仑等；对于睡眠中容易觉醒、醒后难以再次入睡或早醒的患者，选择中半衰期或长半衰期的药物，如阿普唑仑、艾司唑仑或氯硝西泮。

对于同时并存抑郁的失眠患者，应选择抗抑郁药物治疗，特别是具有镇静催眠作用的抗抑郁药物，如盐酸曲唑酮、阿米替林和多塞平等。尿毒症患者出现失眠应该慎用巴比妥类安眠药和吩噻嗪类药物（氯丙嗪等），因患者的肾脏排泄障碍，这些药物容易在患者体内积蓄而中毒。

心理治疗同样很重要，尿毒症患者的病程较长，体质问题、社会问题、经济问题等使得这些患者常常产生很多心理困惑。当患者知道已经进入肾衰竭期后，常出现否认、悲伤、愤怒或恐惧，继之出现以抑郁、焦虑为主的情感障碍。这些心理障碍又可能加重已经存在的睡眠问题，并妨碍疾病的恢复。单用镇静催眠药物有时是无法纠正失眠的，应该给予患者以心理疏导和必要的心理支持，使患者能够正确认识与对待疾病，增强抗病的信心，积极配合治疗。

如何治疗打鼾？

打鼾与失眠是密切相关的，打鼾的失眠患者应尽可能地治疗打鼾。治疗打鼾的方法有很多，但对其效果难以做出比较。首先打鼾者应适当减轻体重，一般来说，体重至少减轻3kg以上才能使得鼾声有所改善。同时还应戒烟，睡觉前避免服用酒精与催眠镇静药物。仰卧睡眠姿势者更容易出现打鼾，可以通过在背部放置物体（缝在背部）等措施强制打鼾者的睡眠姿势为侧卧位，常常会有较好的效果。对于打鼾同时存在肢端肥大症和甲状腺功能减退等代谢异常者，应积极寻找病因和消除病因，给予适当的激素治疗对减轻鼾声有效。

鼻部有炎症、充血而导致气道不通畅者，应当使用抗炎和减轻充血的药物治疗以疏通气道。对于没有生理功能受损引起的打鼾，可以考虑悬雍垂腭咽成形术。对明确有解剖异常的患者，应根据不同病因予以纠正，如儿童打鼾的常见原因是扁桃体或腺样体增大，所以扁桃体或腺样体切除术对大部分儿童打鼾有很好的效果，但手术治疗的远期效果不佳。口腔的支架、鼻腔扩张器和呼吸机等有很好的治疗效果，但对患者的生活质量有一定的影响。必要时可使用持续气道正压（CPAP）治疗。

因为打鼾的高峰出现在慢波睡眠期，咖啡和含有咖啡因的软饮料可能通过降低睡眠深度而改善睡眠中的打鼾，故对没有失眠的打鼾患者可以采用。

为什么要兼顾失眠的中医中药治疗？

在失眠的治疗过程中，中西医结合有非常大的优势，两者相得益彰，可以使疗效更好。按照中医学的理论，失眠有许多病因，但归根结底在于"心"有病。举例来说，心血不足、肾水不足（不能灭心火）、肝火太旺（导致心火也旺）、痰迷心窍等，都和"心"有关。实际上，中医学的"心"有相当一部分与西医学的脑有关。中医治疗的原则是根据"证"来决定的，所谓"辨证论治"就是指此。通常有宁心安神、清热泻火、补气养血、填精补髓、安神益智、滋阴降火、清化痰热、活血化瘀等治则，虽然原则不同，但应用得当，效果都很好。

中药的内容很多，本书仅介绍一些单方、复方制剂和中成药，其他如针灸、耳针、电针、激光穴位治疗等中医开展得也不少，有些患者确实感到对失眠有效。

失眠的按摩治疗有哪些方法？

传统手法按摩治疗失眠有如下方法。

（1）患者仰卧，术者坐于患者头部上方，以右手食、中二指点按睛明穴3~5次后，以一指或双拇指推法，自印堂穴向两侧沿眉弓、前额推至两太阳穴处，操作5~10分钟。然后双手拇指分别抵于两侧太阳穴，换用余下四指推揉头后部风池穴至颈部两侧，重复2遍，再以双拇指尖点按百会穴。

（2）患者取坐位，术者站于患者右侧，用右手五指分别置于头部督脉、膀胱经及胆经上，自前发际推向后发际5~7次，然后术者站在患者之后，沿两侧之胸锁乳突肌拿捏，拿肩井3~5次。

（3）患者俯卧，术者在其背部用擦法，操作3~5分钟。心脾亏损者，可多按揉心俞、脾俞；肾虚者，可多按揉肾俞（腰部两侧）、关元俞，最后再点按神门、足三里、三阴交。

（4）自我按摩。可在每晚睡觉前，坐于床上进行如下按摩：①揉百会50次。②擦拭肾俞50次。③按摩脐下气海、关元50次。④揉按足三里、三阴交各50次。⑤擦涌泉100次。⑥仰卧于床上做细而均匀的深呼吸30次，全身放松、意守丹田即可入睡。

（5）每晚临睡前先揉足三里、三阴交，每穴1分钟；再掐按内关、神门穴1分钟；再用双手掌根部揉擦背部，以有热感为宜，重点按揉心俞、脾俞、肝俞。最后平卧闭目养神，不生杂念，用拇指、食指按揉双侧睛明穴，连续揉按3~5分钟即可产生睡意。

（6）每晚睡前按摩天池、天泉、曲泽、内关、大陵和劳宫等心包经的常用穴位，每个穴位连续揉按2~3分钟，可以缓解生活压力，改善睡眠。

值得注意的是，用按摩疗法治疗失眠，不宜用叩砸、提弹等兴奋手法，应采用有镇静安神作用的缓慢轻柔的表面按摩或深部按摩。

揉捻耳垂能改善睡眠吗?

揉捻耳垂能改善睡眠。耳朵是全身经络的汇集之处，对它进行按摩能起到保健全身的作用。耳垂位于耳轮下端的柔软部分，经常按摩耳垂可以改善心脏供血，促进血液循环，改善睡眠。方法是用双手拇指和食指分别捏住双侧耳垂部位，先将耳垂搓热，然后再向下向外揪拉，轻轻捻揉，使之产生酸胀和疼痛感，时间在5分钟内，最好不超过10分钟。

什么是泡脚疗法?

泡脚可以增强身体的免疫能力，对多种疾病有治疗作用。正确的泡脚能促进末梢血液循环，有助于失眠的治疗。常用的足浴方剂如下。

（1）磁石60g、菊花20g、黄芩15g、首乌藤（夜交藤）30g。

（2）磁石30g、菊花15g、黄芩15g、首乌藤（夜交藤）15g、生龙骨30g、合欢花15g。

（3）夏枯草30g、桑枝20g、桂枝20g、白芍20g。

（4）丹参20g、远志20g、石菖蒲20g、珍珠母30g、酸枣仁（打碎）20g、黄连10g、白芍20g。

泡脚时将事先熬好的适合自身体质的中药方剂放入足浴盆，趁热浸洗双足15~30分钟，每晚一次。时间应选择在睡前半小时，水温不超过43℃。对于有糖尿病足、急性外伤中毒、肾衰竭、心力衰竭等患者，不适宜应用泡脚疗法治疗失眠。

失眠的单味中药治疗都有哪些？

（1）柴胡。柴胡煎剂、总皂苷及柴胡皂苷元均有明显的中枢抑制作用，柴胡粗皂苷能明显抑制甲基苯丙胺或咖啡因所致小鼠中枢兴奋；总皂苷能延长环己烯巴比妥钠诱导小鼠睡眠时间，对人亦有镇静作用。

（2）黄芩。能协同阈下催眠量的戊巴比妥钠作用，使小鼠睡眠次数明显增加；黄芩苷对小鼠自主活动有抑制作用，且作用强度与剂量有关。

（3）栀子。醇提物能使正常动物的体温下降，作用显著而持久，并有一定的镇静、抗惊厥作用。栀子醇提物能减少小鼠自发活动，延长环己烯巴比妥钠诱导小鼠的睡眠时间。

（4）生地黄。本品能对抗连续服用地塞米松后血浆皮质酮浓度的下降，水提取液对急性实验性高血压有显著降压作用，能增加外周血液中的T淋巴细胞数量，提高网状内皮系统的吞噬能力。镇静作用表现为对中枢神经系统的抑制作用。生地黄可抑制小鼠的自主活动，加强阈下剂量戊巴比妥钠的催眠作用。鲜品养阴力弱，清热、凉血、生津力强。

（5）牡丹皮。牡丹酚能明显减少小鼠自发活动，对抗咖啡因引起的小鼠自发活动增加，且随剂量增加，作用增强。牡丹酚还能使睡眠延长，对戊四唑和烟碱引起的惊厥及最大电休克有拮抗作用。

（6）秦艽。本品有抗炎、镇痛、解热、利尿、抗过敏性休克及抗组胺作用，并可使血压下降、心率减慢、血糖升高。实验表明，秦艽碱甲灌服或腹腔注射对小鼠、大鼠有不同程度镇静作用，还能增强戊巴比妥钠的催眠作用，但较大剂量时则有中枢兴奋作用，最后导致麻痹而死亡。

（7）独活。本品煎剂有抗炎、镇痛、镇静、催眠、扩张血管、降低血压、兴奋呼吸中枢及抗菌作用。独活流浸膏、独活煎剂给小鼠灌胃，动物5分钟即表现安静，维持睡眠状态达5小时以上。

（8）丹参。本品具有抗菌、镇静、安神之功。丹参酮可扩张冠状血管，增加冠脉血流量，改善心肌缺血、缺氧情况。丹参的抗凝和促进纤溶作用，可降低甘油三酯，防止动脉硬化，减少心脑血管疾病的发生。

（9）茯苓。用于心悸、失眠。本品能益心脾而宁心安神，治心脾两虚、气血不足之心悸怔忡、健忘失眠。

（10）薏苡仁。本品醇提物有抗癌、抗菌作用。薏苡仁油有降血糖、解热、镇静、镇痛作用。薏苡仁醇提物能减少小鼠自发活动，延长环己烯巴比妥钠诱导小鼠的睡眠时间，镇静作用明显。本品力缓，用量宜大。除入汤剂、丸散剂外，亦可作粥食用，是食疗的佳品。

（11）茯神。茯神（抱松根生长的茯苓）煎剂腹腔注射，可明显降低小鼠自发活动，对抗咖啡因的过度兴奋，对戊巴比妥钠的麻醉作用有协同作用。实验动物用茯神 10~20g/kg 灌胃后，进入安静欲睡状态，但无睡眠现象；对于咖啡兴奋之小鼠，以茯神煎剂 5g/kg 腹腔注射，能使其镇静，镇静率为 90%；若改用 20g/kg 灌胃，则镇静率为 85.7%。

（12）干姜。味辛，性热。有温中散寒、回阳通脉、温肺化饮等功效。临床用于脾胃寒证、亡阳证和寒饮伏肺喘咳。干姜中的多种成分可对抗中枢兴奋药，具有镇静、催眠作用。

（13）川芎。味辛，性温。有活血行气、祛风止痛的功效。临床主要用于血瘀气滞诸证，如头痛和风湿痹痛、肢体麻木等疾病。川芎的水煎剂对动物中枢神经系统有抑制作用。川芎煎剂可抑制大、小鼠自发活动，延长戊巴比妥睡眠时间，拮抗咖啡因的兴奋作用。可加强子宫收缩，甚至使之痉挛，大剂量则转为抑制，使之收缩停止。对小肠平滑肌有抑制作用。

（14）延胡索。味辛、苦，性温。有活血、行气、止痛等功效。临床用于血瘀气滞诸痛等病症。延胡索的各种制剂均有明显的止痛作用。延胡索乙素具有明显的镇静、催眠作用，可降低小鼠自发活动与被动活动，能明显增强环己巴比妥钠的催眠作用，并能对抗咖啡因和苯丙胺的中枢兴奋作用，对抗戊四氮所致的惊厥。较大剂量的延胡索乙素有明显的催眠作用。动物实验表明，皮下注射延胡索乙素 30 分钟后小鼠出现嗜睡，持续约 80 分钟，但感觉仍在，且易被惊醒。

（15）浙贝母。味苦，性寒。有清热散结、化痰止咳的功效。浙贝母所含浙贝母碱、去氢浙贝母碱有明显镇痛作用并可减少小鼠的自发活动，延长戊巴比妥钠引起的睡眠时间，对醋酸引起的扭体反应有抑制作用。

（16）桔梗。味苦、辛，性平。有开宣肺气、祛痰排脓、利咽的功效。桔梗皂苷能刺激胃黏膜，有较强的祛痰作用；能抑制胃液分泌和抗溃疡；还有解痉、镇痛、镇静、镇咳、降血糖、降血脂、松弛肠平滑肌、抗过敏、抗胆碱、抗肿瘤、抗炎、增强免疫等作用。桔梗粗皂苷能抑制小鼠自发性活动，延长环己巴比妥钠引起的睡眠时间。

（17）柏子仁。味甘，性平。具有养心安神、润肠通便等功效。主要用于心悸失眠、肠燥便秘等疾病的治疗。本品中脂肪油具有润肠通便的作用。水及乙醇提取物有增强学习记忆力和明显的镇静作用，能使注射阈下催眠剂量戊巴比妥钠的小鼠入睡，但对大脑皮层、海马、丘脑下部的ChAT活性无影响。柏子仁霜20g/kg，生柏子仁20g/kg给小鼠腹腔注射，与阈下剂量的异戊巴比妥钠有显著的协同作用。

（18）远志。味苦、辛，性微温。有宁心安神、祛痰开窍、消散痈肿的功效。主要用于惊悸、失眠健忘、癫痫发狂、咳嗽痰多和痈疽疮毒等疾病的治疗。远志有明显的镇静、催眠、抗惊厥、祛痰、利尿、降压作用。远志煎剂给小鼠灌胃，可使小鼠自发活动减少、安静、蜷缩甚至嗜睡。与催眠药有协同作用，能使注射阈下催眠剂量戊巴比妥钠的小鼠入睡。

（19）夜交藤。味甘、微苦，性平。有养心安神、通络祛风等功效。主要用于失眠、多梦、血虚肢体酸痛和皮肤疮疹瘙痒等疾病的治疗。用小鼠转笼法和对大鼠用睡眠多导图描记法研究夜交藤的镇静催眠作用及对睡眠时相影响的结果表明，转笼法显示夜交藤（9g/kg）与戊巴比妥钠阈下催眠剂量（20mg/kg）合用有明显的协同镇静催眠作用；睡眠多导图描记法显示夜交藤（20g/kg）和地西泮（5mg/kg）服药一次的即时睡眠作用基本相似，总睡眠时间延长，主要是慢波睡眠时相延长，异相睡眠时期缩短及慢波睡眠潜伏期缩短。

（20）百合。味甘，性微寒。有养阴润肺止咳、清心、安神等功效。临床用于肺阴虚的燥热咳嗽及劳嗽、久咳、痰中带血以及热病余热未清之虚烦惊悸、失眠多梦、精神恍惚等疾病的治疗。本品能清心安神，常配知母、生地黄同用。百合的水提液具有耐缺氧、镇静和抗过敏作用。所含秋水仙碱具有雌激素样作用，可以抑制癌细胞有丝分裂，阻止癌细胞的增殖。水和醇提取液有止咳祛痰平喘作用，并能抑制痛风的发作。给小鼠灌服百合水提液20g/kg，可明显地延长戊巴比妥钠诱导的睡眠时间，并使阈下量戊巴比妥钠睡眠率显著提高，具有清心安神作用。

（21）合欢叶。味甘，性平。有安神解郁、活血消肿的作用。主要用来治疗愤怒忧郁、烦躁不眠等疾病。合欢叶具有"昼开夜合"的生物节律现象，对其镇静催眠作用进行实验研究表明，合欢叶对小鼠的自发活动有非常显著的抑制作用，且有良好的量效关系，其镇静效果与合欢花、合欢皮无明显差异，而合欢叶作用似乎更为迅速，与戊巴比妥钠有明显协同作用。合欢总苷有兴奋子宫、抗早孕作用。水提物具有较强的拮抗血小板活化因子（PAF）受体的作用。合欢皮制剂有抑制金黄色葡萄球菌、草绿色链球菌、奈瑟卡他球菌的作用。

（22）首乌藤。味甘，性平。有养心安神、祛风通络的功效。临床用于虚烦不眠、多梦等症。首乌藤有镇静、催眠作用。

（23）灵芝。味甘，性平。有安神补虚、祛痰止咳的功效。临床用于心悸、失眠、健忘、多梦等疾病的治疗。灵芝有镇静、镇痛、抗惊厥作用。能松弛支气管平滑肌，有祛痰、镇咳、平喘作用。对于循环系统，有强心抗心肌缺血、抑制血小板聚集、抗血栓、降血压、降血脂、抗动脉粥样硬化作用。有保肝、抗溃疡、解毒、降血糖及抗辐射作用。对人体免疫系统有双向调节作用，抗肿瘤，抗衰老。灵芝有刺激造血系统的作用，可以促进骨髓细胞增生，提高外周血白细胞数及血红蛋白含量。

（24）朱砂。味甘，性寒，有镇心安神、清热解毒的功效。主要用于心神不宁、心悸、失眠的治疗。朱砂能降低大脑中枢神经的兴奋性，有镇静、催眠、抗惊厥作用，并能抗心律失常。朱砂为汞的化合物，汞与蛋白质中的巯基有特别的亲和力，高浓度时可抑制多种酶的活性。进入体内的汞，主要分布在肝、肾，可引起肝、肾损害，并能透过血脑屏障，直接损害中枢神经系统。朱砂对中枢神经系统有一定的抑制作用，对正常小鼠自发活动基本无影响，而对注射苯丙胺后处于兴奋状态动物的睡眠时间及士的宁所致惊厥未见有明显影响。

（25）磁石。味咸，性寒。有镇惊安神、平肝潜阳、聪耳明目、纳气定喘的功效。主要用于心神不宁、惊悸、癫痫等病症的治疗。磁石可抑制中枢神经系统，起到明显的镇静、抗惊厥作用，且炮制后作用明显增强。磁石煎剂给小鼠灌胃，可使小鼠自发活动减少、安静、蜷缩甚至嗜睡。与催眠药有协同作用，能使注射阈下催眠剂量戊巴比妥钠的小鼠入睡。

（26）龙骨。味甘、涩，性平。有镇惊安神、平肝潜阳、收敛固涩的功效。主要用于心神不宁、心悸失眠、惊痫癫狂的治疗。龙骨所含钙盐吸收后，有促进血液凝固、降低血管壁通透性、抑制骨骼肌兴奋等作用，还具有抗惊厥、镇静、催眠等作用。

（27）琥珀。味甘，性平。有镇惊安神、活血散瘀、利尿通淋的功效。临床用于心神不宁、心悸失眠、惊风癫狂的治疗。琥珀所含琥珀酸具有中枢抑制作用，能镇静催眠、降温及抗惊厥。

（28）珍珠。味甘、咸，性寒。有镇惊安神、明目祛翳、收敛生肌的功效。临床用于心神不宁、心悸失眠的治疗。珍珠有镇静、镇痛、抗惊厥、退热、抑制皮层电活动等作用，能增强免疫，抗衰老，抗肿瘤，抗辐射。珍珠明目液能抑制实验性白内障形成。

（29）珍珠母。味咸，性寒。有平肝潜阳、清肝明目、镇心安神的功效。主要用于肝阳上亢、头晕目眩、目赤肿痛、视物昏花和惊悸失眠、心神不宁等病症。珍珠层粉灌胃，有镇静、抗惊厥作用，并可增强动物常压耐缺氧能力。淡水和海水珍珠层粉0.6~1.2g/kg灌胃，可明显减少小鼠的自主活动，明显延长戊四氮所致小鼠惊厥潜伏期，但对惊厥死亡率无影响，对戊巴比妥钠的中枢抑制有明显的协同作用，可使小鼠睡眠时间延长。淡水珍珠层粉的作用强于海水珍珠层粉。

（30）牡蛎。味咸、涩，性微寒。有平肝潜阳、软坚散结、收敛固涩的功效。牡蛎所含钙盐有抗酸及轻度镇静、消炎、降低肌肉兴奋而抑制抽搐作用。从牡蛎中提取的牡蛎多糖，具有降血脂、抗凝血、抗血栓及促进机体免疫功能、抗白细胞下降等作用。

（31）赭石。味苦，性寒。有平肝潜阳、重镇降逆、凉血、止血等功效。赭石对中枢神经系统有镇静作用。所含铁质能促进红细胞及血红蛋白的新生。对离体蛙心有抑制作用。本品内服后能收敛胃肠壁，保护黏膜并可兴奋肠管，使肠蠕动亢进。所含镁盐、镁离子有容积性泻下作用。

（32）天麻。味甘，性平。有息风止痉、平抑肝阳、祛风通络的功效。天麻煎剂有镇静、催眠、抗惊厥及镇痛作用。天麻水剂5g/kg或10g/kg、天麻素50mg/kg、香草醇20mg/kg、天麻多糖100mg/kg腹腔注射均能明显减少小鼠自发活动，显著延长戊巴比妥钠或环己巴比妥引起的小鼠睡眠时间，能对抗咖啡因的作用。腹腔注射天麻多糖100mg/kg可增强氯丙嗪的作用，并可对抗苯丙胺所致小鼠活动亢进。正常人口服天麻素300mg，脑电波出现嗜睡波型。

（33）钩藤。味甘，性微寒。有息风止痛、清热平肝的功效。钩藤及其成分具有镇静作用。腹腔注射钩藤煎剂或醇提物0.1g/kg能抑制小鼠的自发活动，也能对抗咖啡因兴奋中枢引起的活动增加。腹腔注射钩藤煎剂或醇提物0.1 g/kg可使大鼠大脑皮层兴奋性降低，使冲动综合能力减弱，部分大鼠阳性条件反射消失，条件反射的潜伏期延长。钩藤能制止豚鼠实验性癫狂反应的发生，有抗惊厥作用。

（34）羚羊角。味咸，性寒。有平肝息风、清肝明目、清热解毒等功效。羚羊角能镇痛、镇静、抗惊厥。羚羊角口服液200mg/kg灌服或羚羊角醇提液10g/kg腹腔注射能使小鼠的自发活动明显减少；羚羊角口服液40mg/kg和80mg/kg还能增强中枢抑制药如戊巴比妥、硫喷妥钠、水合氯醛的催眠作用，使小鼠睡眠时间延长。水煎剂有良好的解热作用，可使血压下降。

（35）地龙。味咸，性寒。有清热息风、通络、平喘、利尿等功效。地龙的热浸液、醇浸液对小鼠及兔均有镇静、抗惊厥作用，对戊四氮及咖啡因引起的惊厥有对抗作用，但不能拮抗士的宁引起的惊厥，故认为其抗惊厥的作用部位在脊髓以上的中枢。地龙乙醇浸出液20g/kg给小鼠腹腔注射抗电惊厥的效果与20mg/kg苯巴比妥钠相当。地龙抗惊厥作用可能与其含具有中枢抑制作用的琥珀酸有关。

（36）牛黄。味苦，性凉。有息风止痉、化痰开窍、清热解毒等功效。牛黄有镇静、抗惊厥及解热作用，对中枢有抑制作用。口服牛黄1g/kg可使小鼠自发活动减少，增强水合氯醛、吗啡及巴比妥类的镇静作用，对抗由咖啡因、樟脑等引起的中枢兴奋症状。牛磺酸亦可减少小鼠的自发活动，增强巴比妥钠的催眠作用，可抑制大脑皮层的自发和诱发活动。

（37）石菖蒲。味辛、苦，性温。有开窍宁神、化湿和胃的功效。石菖蒲煎剂有中枢性镇静、抗惊厥作用，水煎醇沉液腹腔注射能减少小鼠的自发活动，增强巴比妥的催眠作用。其中挥发油的作用最强，有极强的催眠作用，并能对抗麻黄碱的中枢兴奋作用和解除小鼠的攻击行为。石菖蒲氯仿提取物对猴等多种动物有镇静作用，制止胃肠的异常发酵。水提醇沉液有增强学习记忆作用。挥发油静脉注射有平喘作用。

（38）党参。味甘，性平。有补中益气、生津、养血的功效。党参水提和醇提物能调节中枢神经的兴奋和抑制活动，并有抗惊厥作用。党参提取物静脉注射100 mg/kg、250 mg/kg使家兔脑电出现高幅慢波，或脑室给水溶性皂苷后脑电图可出现明显变化。腹腔注射党参注射液可明显减少小鼠自发活动，协同乙醚、异戊巴比妥钠延长小鼠睡眠时间，并能增加异戊巴比妥钠阈下催眠剂量睡眠指数，延长士的宁、戊四氮所致惊厥时间。水提物和醇提物腹腔注射可协同低浓度（1mg/kg）氯丙嗪的镇静作用。党参煎剂及正丁醇提取部分能改善学习记忆过程，醇提物及党参多糖能增强免疫。

（39）刺五加。味辛、微苦，性温。有健脾益气、补肾强腰、养心安神、化痰平喘等功效。刺五加对中枢神经系统既有兴奋作用也有抑制作用，能改善大脑皮层兴奋与抑制过程，表现为双向调节。刺五加醇提物有明显的镇静作用，可减少小鼠由于咖啡因引起的自发活动增加，协同异戊巴比妥钠延长小鼠的睡眠时间，并可延缓小鼠皮下注射印防己毒素后出现惊厥的潜伏时间。

（40）麦冬。味甘、微苦，性微寒。有养阴润肺、益胃生津、清心除烦等功效。麦冬煎液及其正丁醇粗提物、乙酸乙酯粗提物均有镇静作用。麦冬煎液及其总氨基酸对戊巴比妥钠阈下催眠量有协同作用，能增强戊巴比妥钠的催眠作用。麦冬煎液对氯丙嗪的镇静作用也显示协同效应，能拮抗咖啡因引起的小鼠兴奋及盐酸二甲弗林（回苏灵）引起的小鼠抽搐、惊厥。本品煎剂能提高实验动物耐缺氧能力，增加冠脉流量，对心肌缺血有明显保护作用，并能抗心律失常及改善心肌收缩力。

（41）五味子。味酸、甘，性温。有敛肺滋肾、生津敛汗、涩精止泻、宁心安神等功效。五味子醇甲能明显减少小鼠自发活动，并能增强中枢安定药氯丙嗪及利血平对小鼠自发活动的抑制作用，对抗中枢兴奋药苯丙胺对小鼠自发活动的兴奋作用，延长巴比妥类引起的睡眠时间。五味子醇乙（五味子丙素）对小鼠自发活动也有显著抑制作用。五味子醇甲还可抑制小鼠由电刺激或长期独居引起的激怒行为，且后者作用更明显，大剂量可使小鼠木僵，多巴胺可对抗此状态，表明五味子醇甲有广泛的中枢抑制作用，又有安定药作用的特点。

（42）莲子。味甘、涩，性平。有补脾止泻、固涩止带、益肾固精、养心安神等功效。莲子有收敛、镇静作用，可用于虚烦，失眠，惊悸。本品能养心神，益肾气，交通心肾。治心肾不交之虚烦，失眠，惊悸，常与酸枣仁、茯神、远志等宁心安神药同用。

（43）莲子心。味苦，性寒。有清心安神、涩精止血等功效。莲子心水煎剂有降压作用，所含甲基莲心碱还能抗心律失常，莲心总碱有抗心肌缺血作用。

（44）熟地黄。味甘，性微温。有补血滋阴、益精填髓等功效。熟地黄提取物F108具免疫调节作用。煎剂有抗衰、抗甲状腺功能亢进、促凝血、抑制小鼠上皮细胞有丝分裂、强心、降血糖、升高外周白细胞、抑菌等作用。

（45）何首乌。有制首乌和生首乌两种。制首乌味甘、涩，性微温；生首乌味甘、苦，性平。制首乌能补益精血，固肾乌须。生首乌能截疟，解毒，润肠通便。何首乌富含卵磷脂，有促进血细胞新生和发育，增加肝糖原作用。首乌煎剂能增强免疫，对特异性免疫功能以增强T淋巴细胞功能为主。能提高超氧化物歧化酶（SOD）活力，抑制单胺氧化酶活力，抗衰老。

（46）龙眼肉。味甘，性温。有补益心脾、养血安神的作用。龙眼肉是一种性质平和的滋补良药，单用即有效，亦常配黄芪、当归、酸枣仁等同用。龙眼肉的水浸剂（1∶2）在试管内对奥杜益小芽孢癣菌有抑制作用，且有一定的镇静和健胃作用。

（47）白芍。味苦、酸、甘，性微寒。有养血调经、平肝止痛、敛阴止汗等功效。白芍总苷及芍药苷有抗炎、免疫调节、镇静、抗惊厥、解热、解痉、保肝、扩张血管、耐缺氧、降温等作用。白芍总苷（TGP）促进正常鼠的睡眠，且对咖啡因诱导睡眠障碍及运动后失眠小鼠均有改善睡眠作用。水煎剂能增加心肌营养性血流量，抑制细菌和某些真菌，抑制胰淀粉酶活性。

（48）郁金。味辛、苦，性寒。有活血止痛、行气解郁、凉血清心、利胆退黄等功效。郁金有轻度的镇痛、镇静作用。有人以眼电图（EOG）、大脑皮层电图（ECoG）、肌电图（EMG）和丘脑外侧膝状体放电（PGO）为电生理学指标，采用家猫睡眠多功能导图的基本技术方法，对郁金二酮对家猫睡眠节律电活动的调节作用进行了研究，发现其对SWS Ⅱ（慢波睡眠2期）和REM（快动眼动睡眠期）有延长作用。能减轻主动脉及冠状动脉内膜斑块的形成和脂质沉积。

（49）人参。味甘、微苦，性微温。能大补元气，补脾益肺，生津止渴，安神益智。人参具有广泛的药理作用。其中，人参能调节中枢神经系统兴奋和抑制过程的平衡。人参或人参皂苷小剂量对中枢神经系统有兴奋作用，大剂量则转为抑制。40%水浸剂0.5ml腹腔注射能明显减少小鼠的自发活动，对鸽、兔、猫亦有镇静作用。自人参中提取的一种含葡萄糖、鼠李糖的皂苷B对小鼠有明显的镇静作用。GNS（Ginsenoside Rb和Rc的混合物）对小鼠的中枢神经系统有抑制、安定、镇痛以及中枢性肌肉松弛、降温、减少自发活动等作用。

人参水浸剂对许多兴奋药有拮抗作用，能对抗可卡因引起的小鼠过度活动和惊厥，亦可对抗士的宁、戊四氮导致的惊厥，并降低因惊厥导致的死亡率。人参0.2 g/kg，可产生中等程度脑电图的同步化，若给予人参后再用兴奋药，可引起脑电图更明显的异步化。也有人报道，单用人参也能引起脑电图轻度异步化。

人参的水、乙醇浸膏对肌肉有轻度的收缩作用。纯的人参皂苷及苷元有中枢兴奋作用，但与苯丙胺等兴奋剂不同，不引起主观的兴奋感。人参能兴奋大脑皮层的基本神经进程（即兴奋与抑制），不但能改善兴奋过程，也能极大地加强被抑制过程，使抑制趋于集中，使分化更完全，也有认为主要是加强内抑制过程。人参对正常睡眠没有影响，并不会有害于脑功能的平衡，反而能改善老年人思考能力，使注意力集中，能提高体力、工作力及集中力、负荷力、记忆力，因为人参皂苷提高了血氧利用率。

（50）太子参。味甘、微苦，性平。有补气生津的功效。太子参对淋巴细胞增殖有明显的刺激作用，并有一定的抗缺氧、抗衰老作用，对吸烟引起的损害有较强的保护作用。

（51）龟甲。味甘、咸，性寒。有滋阴潜阳、益肾健骨、固经止血、养血补心等功效。龟甲煎液有改善甲亢阴虚模型、兴奋子宫、抗突变、增强巨噬细胞吞噬功能等作用。

治疗失眠的常用中药成方有哪些？

（1）归脾汤。人参6g，黄芪3g，白术3g，白茯苓3g，炒酸枣仁3g，龙眼肉3g，木香1.5g，甘草1g，当归3g，远志3g。加生姜、大枣，水煎服。适用于心脾气血两虚证见心悸怔忡、健忘失眠、盗汗、体倦食少、面色萎黄、舌淡、苔薄白、脉细弱者。

（2）朱砂安神丸。朱砂15g，黄连18g，炙甘草16.5g，当归7.5g，生地黄4.5g。上药研末，炼蜜为丸，每次6~9g，临睡前温开水送服；亦可作汤剂，用量按原方比例酌减，朱砂研细末水飞，以药汤送服。适用于心火亢盛、阴血不足证，见失眠多梦、惊悸怔忡、心烦神乱、兀兀欲吐，或胸中懊恼、舌尖红、脉细数等症。

（3）酸枣仁汤。酸枣仁15g，知母6g，茯苓6g，川芎6g，甘草3g，水煎服，分3次温服。适用于肝血不足、虚热内扰证，见虚烦失眠、心悸不安、头目眩晕、咽干口燥、舌红、脉弦细等症。

（4）天王补心丹。生地黄120g，玄参15g，柏子仁30g，酸枣仁30g，远志15g，桔梗15g，五味子30g，当归30g，天冬30g，麦冬30g，人参15g，丹参15g，白茯苓15g。上为末，炼蜜为丸，用朱砂为衣，每服6~9g，温开水送下，或用桂圆肉煎汤送服；亦可改为汤剂，用量按原方比例酌减。适用于阴虚血少、神志不安之证。

（5）柏子养心丸。柏子仁120g，枸杞子90g，麦冬30g，当归30g，石菖蒲30g，茯神30g，玄参60g，熟地黄60g，甘草15g。蜜丸，每服9g。适用于阴血亏虚、心肾失调之证，见精神恍惚、惊悸怔忡、夜寐多梦、健忘盗汗、脉细而数等症。

（6）柏子养心片。柏子仁32g，党参32g，黄芪128g（蜜炙），川芎28g，当归128g，茯苓256g，远志32g（制），酸枣仁32g，五味子32g（蒸），半夏曲128g，甘草13g（蜜炙），朱砂38g。片剂，口服，每次3~4片，1日2次，可补气，养血，安神。适用于心气虚寒之证，见心悸易惊、失眠多梦、健忘等症。

（7）六味地黄丸。熟地黄24g，干山药12g，山茱萸12g，牡丹皮9g，白茯苓9g，泽泻9g。上为末，炼蜜为丸，每服6~9g，温水送下，或水煎服。适用于肝肾阴虚证。

（8）八珍汤。人参30g，白术30g，白茯苓30g，甘草30g，熟地黄30g，当归30g，川芎30g，白芍30g，生姜30g，大枣30g。汤剂或为散剂，加生姜3片、大枣5枚，水煎服。适用于气血两虚证。

（9）炙甘草汤。炙甘草12g，生姜9g，桂枝9g，人参6g，生地黄50g，阿胶6g，麦门冬10g，麻仁10 g，大枣10枚。水煎服，阿胶烊化，冲服。适用于阴血阳气虚弱、心脉失养证。

（10）当归补血汤。黄芪30g，当归6g，水煎，空腹时温服。适用于血虚阳浮发热证。

（11）四物汤。当归9g，川芎6g，熟地黄12 g，白芍药9g，水煎服。适用于营血虚滞证的头晕目眩、心悸失眠。

（12）孔圣枕中丹。龟甲，龙骨，远志，菖蒲，各药各等份为末。餐后3g，1日3次，黄酒送服。常服令人大聪，适用于心肾阴亏证，见健忘失眠，心神不安，或头目眩晕，舌红苔薄白，脉细弦。

（13）磁朱丸。神曲120g，磁石60g，光明砂30g。上3味为末，炼蜜为丸，如梧子大，饮服3丸（2g），日3服。可益阴明目，重镇安神，亦治癫狂。

（14）甘麦大枣汤。甘草9g，小麦15g，大枣10枚。上3味，以水6L，煮取3L，温分3服。可养心安神，和中缓急。现代常用于癔症、神经衰弱引起的失眠及小儿夜啼等病症。

（15）琥珀寐丸。琥珀10g，茯苓12g，远志10g（制），羚羊角6g，党参10g，甘草3g，鲜猪血30g。制成蜜丸，开水送服。可镇惊平肝，养心安神。适用于肝火上炎、心神失养所致的失眠、心悸、怔忡、健忘多梦、头晕目眩、精神恍惚等。

（16）交泰丸。黄连15g，肉桂心2g。研末和匀装胶囊，每囊重0.3g，每服4粒，睡前半小时服用。适用于心肾不交之心烦不安、下肢不温、难入睡者。

（17）茯神散。茯神30g，熟地黄15g，远志15g，柏子仁15g，酸枣仁30g，黄芪30g，人参30g，五味子15g。水煎服，可补气，养血，安神，适用于胆虚不得眠、神思不宁者。

（18）茯苓汤。茯苓15g，桂皮15g，干姜15g（炮），甘草15g（炙），芍药15g，茱萸15g，熟干地1g。上为粗末，装胶囊，每服3~5g，每日2次，早晚分服。可补虚理气。适用于虚劳气满不得眠，手足疼痛。

（19）清心饮。当归15g，生地黄15g，白芍10g，莲心15g，连翘心5g，茯神10g，枣仁15g，麦冬15g，川贝母5g，龙骨15g，竹叶心5g，水煎服。可补血安神，清热化痰。适用于心血虚，有痰火，不卧寐。

（20）高枕无忧散。人参25g，软石膏15g，陈皮7.5g，半夏7.5g（姜汁浸，炒），白茯苓7.5g，枳实7.5g，竹茹7.5g，麦冬7.5g，龙眼肉7.5g，甘草7.5g，酸枣仁5g（炒），水煎服。可理气化痰，养心安神。适用于心胆虚怯、昼夜不睡、百方不效者。

（21）温胆汤。半夏60g，竹茹60g，枳实60g，陈皮90g，甘草30g（炙），茯苓45g，水煎服。适用于痰热内扰，心胆气虚，心烦失眠，触事易惊，或夜多异梦，眩悸呕恶及癫狂等。

（22）人参养营汤。人参30g，白术30g，茯苓20g，炙甘草30g，熟地黄20g，当归30g，白芍90g，黄芪30g，桂心30g，五味子20g，远志15g，陈皮30g，生姜3片，大枣2枚，水煎服。可益气补血，养心安神。主治劳积虚损、呼吸气少、行动喘息、心虚惊悸、咽干唇燥等。

（23）安神定志丸。石菖蒲12g，远志10g，茯苓15g，茯神15g，龙齿30g，人参3g，朱砂3g。蜜制小丸，朱砂为衣，1日3次，1次5g。适用于睡眠不安，梦中惊跳怵惕。

治疗失眠的单方验方都有哪些？

（1）琥砂散。琥珀末10g，朱砂1.5g。两药充分和匀，分成10包。每晚睡前，用饭皮粘住药粉，吞服1包。

（2）桑椹糖浆。取桑椹干50g，经水提浸膏配成糖浆剂250ml（每日剂量）。每晚睡前服，5日为1个疗程。

（3）蝉蜕饮。取蝉蜕3g，加水250g，武火煮沸后再缓煎15分钟。睡前服用，连用3日。

（4）二夏汤。半夏、夏枯草各30~60g。水煎，于晚上睡前1小时服。

（5）丹参注射法。丹参注射液、脑活素各20ml，分别加入5%葡萄糖250ml静脉滴注。每日1次，14天为1个疗程。

（6）苦参煎液。苦参500g，加水浓煎成1000ml，加糖。每次20ml，睡前服用。

（7）菖蒲郁金散。菖蒲、郁金、枳实、沉香、炒枣仁各6g，朱砂、琥珀各2g。上药共研细末，混匀备用。每次取药末，填敷脐中，滴生姜汁适量，外用纱布、胶布固定，24小时换药1次，连用7天。适用于顽固性失眠症。

（8）手心敷药方。生龙骨20g（研细），珍珠粉4.5g，琥珀末5g。三药和调拌匀，装瓶备用。每天3~4g，加少量鲜竹沥调湿，分为2份，用2层纱布包好。入睡前，将药分别置于两手手心（劳宫穴），外用胶布固定，并用手指轮流缓慢按压药30~50分钟，每分钟按40~60次。夜间可留药，于次日晨取下。20天为1个疗程。

（9）敷贴法。吴茱萸9g，米醋适量。将吴茱萸研成细末，米醋调成糊状，敷于两足涌泉穴，盖以纱布，胶布固定，1日1次。

（10）安眠外贴灵。将黄连、肉桂按一定用量比例加工制成外用膏剂，以敷双侧涌泉穴为主，48~72小时换药1次，10次为1个疗程。适用于各型失眠症。

（11）热熨法。新鲜青皮1块。青皮置于柴火上烘热，趁热熨擦两眼之上下眼睑。每次进行20分钟左右，1日1次。适用于各型失眠症。

（12）丹参30g，远志15g。每日1剂，水煎服，1日2次。

（13）黄连9g，白芍9g，黄芩9g，阿胶12g（另炖），鸡蛋黄2个。前3味煎水口服，后2味用开水冲服，每晚睡前服1次。

（14）生地黄30g，百合30g，五味子15g，丹参30~60g，夜交藤30~60g。每日1剂，水煎2次取汁，混合2次药液，临睡前1小时服用。

（15）鲜花生叶50~100g（干品减半）。加水300~500ml，煎煮10分钟，取汁200ml，每晚睡前温服，连服3天以上。

（16）党参12g，百合12g，龙骨30g，浮小麦30g，炙甘草6g，麦冬15~30g，五味子3g，红枣5枚，琥珀3g。其中琥珀研末冲服，余药水煎服，每日1剂。

（17）山药15g，党参10g，罗汉果10g，银耳10g，龙眼肉10g，莲子10g，红枣10g，猪瘦肉50~100g。上方加水同煨20分钟，每晚临睡前顿服（除罗汉果外，连汤带药、肉全部吃下）。

（18）丹参30g，钩藤15~30g，珍珠母20g，夏枯草15g，酸枣仁15g，合欢皮12g，炙甘草3g。每日1剂，夜晚临睡前水煎服。

（19）半夏12g，紫苏叶10g，夏枯草10g，百合30g，高粱米30g。每日1剂，水煎服。

（20）黄连6g，肉桂6g，玄参10g。每日1剂，水煎分3次服。

（21）朱砂3~5g，研细面。用干净白布一块，涂糨糊少许，将朱砂均匀粘附于上，然后外敷涌泉穴，胶布固定。用前先用热水把脚洗净，睡前贴敷。

（22）苦参20g，水煎浓汁，睡前15~30分钟顿服。

（23）酸枣仁30g，水煎浓汁，睡前15~30分钟顿服。

（24）炒酸枣仁10g，麦冬6g，远志3g，水煎后，晚上临睡前顿服。

（25）酸枣树根（连皮）30g，丹参12g，水煎1~2小时，分2次，在午休及晚上临睡前各服1次，每日1剂。

（26）百合12g，党参12g，龙齿30g，浮小麦30g，琥珀粉3g（冲），五味子3g，炙甘草3g，红枣5枚，麦冬12~30g，水煎，每日1剂，分2次服。

（27）吴茱萸9g，米醋适量。吴茱萸研成细末，用米醋调成糊状，敷于两足涌泉穴，盖以纱布，胶布固定，每日1次，适用于阴虚火旺所致失眠。

（28）龙眼肉、酸枣仁各10g，枳实15g，炖汤睡前服。

（29）核桃仁、黑芝麻、桑叶各50g。捣烂如泥状，做成丸，每丸重3g。每服9g，每日2次。

（30）罗汉果、银耳、党参、山药、龙眼肉、莲子、红枣各10g，瘦猪肉50~100g。水煎，晚上临睡前顿服。主治阴虚火旺型失眠。

（31）党参、白术、当归、茯神、远志、龙眼肉、陈皮各10g，炙黄芪12g，炒枣仁15g，首乌藤30g，木香、炙甘草各6g，水煎服。主治心脾两虚型失眠。

（32）胡桃仁适量。连皮捣碎，和红糖饭后冲服。

（33）桑椹子20g，酸枣仁5g。水煎服，主治失眠血虚证。

（34）柴胡、青皮、枳壳、竹茹、龙胆草、栀子各9g，黄芩、夜交藤各15g，半夏12g，珍珠母50g（先下），水煎服。

（35）花生叶150g，水煎服。

（36）熟地黄12g，细辛、五味子各2g。水煎服，主治体虚失眠。

（37）百合、党参各12g，龙齿、淮小麦各30g，琥珀粉（冲）、五味子各3g，炙甘草6g，红枣5枚，麦冬12~30g。水煎服，主治失眠。

（38）白石英3g，朱砂1.5g。共研末，金银花15g煎汤送服。

（39）鲜瓜子金120g，茉莉根3g，何首乌18g，枸杞子15g。水煎，睡前服，主治肾虚失眠。

（40）丹参800g，女贞子、五味子各600g，白酒2L。将上述药物浸泡在白酒中14天，每次饮酒5ml，每日3次内服。主治神经衰弱失眠。

（41）丹参、远志、石菖蒲、硫黄各20g。共研末，用时加白酒适量，调成膏状，贴于脐中，再以棉花添至与脐部平齐，用胶布固定，每晚换药1次。

（42）肉桂、黄连各50g。研末，每服10g，每日2次。

（43）琥珀0.6g，合欢、白芍各9g。合欢、白芍煎汤，送服琥珀。主治神经衰弱失眠。

（44）桑椹、生地黄各15g。水煎服。主治神经衰弱失眠。

（45）棉花根30g。水煎服。主治神经衰弱失眠。

（46）朱砂0.3g，全当归、高粱米各12g。共研末，用猪心血调丸，晚上临睡前服。主治心烦不眠和常年服安眠药者。

（47）生百合100g。文火煎煮，熟烂后加白糖分2次服食。

（48）睡莲根15g（鲜品30~60g）。水煎，临睡前顿服。

（49）西洋参。晨起空腹，以西洋参6g泡茶（约密盖半小时）饮用1次，临睡前，再泡饮1次。

（50）川椒8~10粒。睡前，开水泡川椒8~10粒，几十分钟后饮用。可防睡中多噩梦。用过的川椒不可再泡。

（51）灯心草10g，珍珠母30g。水煎服。

（52）茯神15g，生鸡蛋黄1枚。用茯神水煎取1杯汁冲鸡蛋黄1枚，搅匀。临睡前，先以温水洗脚，然后趁热服下，片刻即可入睡。

（53）浮小麦30g，酸枣仁20g。水煎服。

（54）嫩竹叶卷芯30g，灯心草3g。水煎，睡前饮服。

（55）鲜黄花菜50g（干品减半）。水煮30分钟，去渣，入冰糖再煮2分钟。睡前1小时饮服。7天为1个疗程。

（56）生百合6~9g，蜂蜜1~2匙。拌和蒸熟，临睡前适量食用。

（57）合欢花30g（鲜者50g），粳米50g，红糖适量。煮粥，睡前1小时，空腹温热顿服。适用于愤怒忧郁、虚烦不安、健忘失眠者。合欢花质轻气香，不宜久服。

（58）柴胡9g，黄芩15g，半夏12g，青皮9g，枳壳9g，竹茹9g，珍珠母50g（先下），龙胆草9g，栀子9g，夜交藤15g。水煎服，适用于痰火郁结型失眠。

（59）法半夏、陈皮、炙甘草、炒枳壳、瓜蒌皮、炒薤仁、竹茹、茯苓各10g，薏苡仁15g，高粱米（秫米）60g，生姜3片。水煎，分3次服，5剂为1个疗程。

（60）黑芝麻30g，明天麻、焦黄柏各12g，补骨脂15g，焦枣仁、大枸杞各24g，血茸片1.5g。共研细末，炼蜜为丸。早晚各服4.5g，开水送下。

（61）当归30g，炒白芍30g，炒枣仁60g，茯神25g，远志22g，竹叶60g，柏子仁30g，五味子25g，龙眼肉30g，琥珀30g。共研细末，炼蜜为丸，每丸9g。朱砂20g，为衣。每日早1丸，晚2丸，白开水送服。

（62）百合、麦冬、党参各12g，浮小麦、龙齿各30g，琥珀粉、五味子各3g，炙甘草6g，红枣5枚。水煎服。适用于以虚为主兼阳亢者。

（63）夜交藤、合欢皮、桑椹子、徐长卿各30g，丹参15g，五味子4g，甘草3g。水煎成100ml，睡前1小时服完。

（64）洋金花39g，延胡索、石菖蒲、川芎、当归、黄芩各30g，胆南星36g，远志45g。研末，去渣，混匀后装胶囊备用。每颗胶囊含药0.5g。每日2~3g，临睡前服。看治疗效果，可逐渐增量，可增至每日6~10g，以不出现意识障碍等严重副作用为度。凡用10g仍无作用或出现明显副作用者，应立即停药。

（65）生玳瑁9g（先煎），知母6g，黄柏3g，生地黄15g，麦冬、玄参各9g，百合12g，淮小麦30g，紫苏12g。水煎服。适用于因心肾不交而失眠者。

（66）桃仁、红花、生地黄、熟地黄各9g，当归、生甘草各6g，夏枯草、蒲公英各12g，制半夏9g，北秫米30g（包煎），黄柏3g。水煎服。适用于因胃失和降、肠失传导而失眠者。

（67）鸡胚胎（干燥粉）90g，胎盘粉60g，党参45g，白术60g，茯神60g，天麻45g，枣仁60g，麦冬45g，五味子30g，广陈皮45g，猪脑脊髓粉60g，甘草15g。将党参、麦冬、五味子放铜锅中微火焙干，次下白术、茯神、天麻、枣仁、陈皮、甘草，共炒熟研成细粉，按分量加入和匀，炼蜜为丸，如梧子大，瓷瓶密封备用。每天2次，每次6g。

预防保健篇

- ◆ 如何防治小儿失眠?
- ◆ 如何照料失眠的老年人?
- ◆ 如何进行健康教育?
- ◆ 营养保健药物是否对失眠有效?
- ◆ 哪些营养物质对治疗失眠有作用?
- ◆ ......

如何防治小儿失眠？

据国外统计，有25%~35%的儿童因出现睡眠相关问题而到医院就诊。儿童的睡眠问题和成人不尽相同，儿童的睡眠功能还在发育中。此外，从婴儿期、儿童期到青少年时期，可能发生许多好发于这些特定年龄层的睡眠障碍。

在出生到1周岁期间，父母就应该帮助婴儿培养良好的睡眠习惯。当婴儿醒着的时候就当作白天，灯光尽量明亮，并且可以注视其他小孩玩耍；当婴儿睡觉的时候，就应当作晚上，灯光尽量昏暗，并尽量避免跟婴儿玩耍。此外，应使婴儿意识到床是用来睡觉的地方，尽量避免睡在手臂上或沙发上，避免婴儿养成吸着奶嘴或抱着奶瓶才能睡着的不良习惯。如果婴儿在睡眠中哭闹，不要急躁，轻轻地进房间，轻拍婴儿，并观察是否有发烧或其他的问题。尽量不要将婴儿从床上抱起，不要发出大的声音或把灯开得太亮。

儿童1~3岁这段时间，已经开始学习走路、说话、自己喂食、穿衣服及上厕所等，应该注意培养儿童晚上自己入睡及半夜醒来时能够很快睡着的能力。

小孩半夜出现觉醒与哭闹，可能是父母最常遇到的问题，此时的父母可能做出各种不利于培育儿童良好睡眠卫生习惯的举动，如把正在半夜哭闹的小孩抱起来、摇动、轻拍，唱歌给孩子听，提供食物或讲故事等，甚至把孩子带到父母的床上一起睡；有些父母可能让孩子在电视前睡着，再把孩子抱到床上睡眠。所有这些希望使孩子睡着的方法，都需要父母的出现及参与，不仅不利于孩子培养独自入睡的能力，还会导致其他类型睡眠障碍的出现，如入睡相关障碍和适应性睡眠障碍等。

要解决孩子时常在半夜哭闹不睡觉的问题，就是当孩子在半夜哭闹时，进房察看小孩是否有身体不适的地方，如发烧或其他的问题，假如没有，应轻声安慰小孩，拍拍小孩，但不要把小孩抱出来，在小孩房内待2~3分钟，然后离开房间，尽管小孩子依然哭闹；如果小孩继续哭闹，等过5分钟再入房查看，依然停留2~3分钟后离开；如果小孩还是继续哭闹，等过10分钟，再入房然后离开。如果小孩依然继续哭闹，则再过15分钟才进房间，如此每次均延长5分钟。如果隔天晚上依然如此，那就把上述时间全部再加5分钟。

当孩子成长至5岁时，小孩每天晚上的睡眠时间约为11个小时，此时仅仅晚上的睡眠时间就已足够，大都不需要午睡。睡前洗浴、拿些玩具或布偶给小孩安静地玩耍或讲1个故事（避免恐怖性内容），使孩子更易入睡。此阶段的孩子常想跟父母讲话、玩耍或一起看电视，或不愿意待在床上而想走出房间，此时应态度明确地告诉孩子现在是睡觉时间。尽量避免对孩子大声喊叫或威胁，以免引起儿童的情绪反应。此外，注意不能将房门反锁，这样会引起孩子的恐惧感。

6~12岁的儿童，大部分容易入睡，且睡得很深、很沉，隔天醒来精力充沛。在此阶段，不同儿童睡眠的某些特点会逐步表现出来，有些人早睡早起像云雀，有些人晚睡晚起像猫头鹰。如果此阶段儿童在学校上课时经常打瞌睡，千万不要随便指责，应该仔细了解与分析儿童的睡眠是否存在问题，是不是有发作性睡病、睡眠呼吸暂停综合征等睡眠障碍，是不是因为晚上的睡眠时间不足导致白天嗜睡。

12~20岁之间的青少年，正值身体快速生长发育阶段。此阶段的睡眠需求量往往比进入青春期之前的睡眠需求多1个小时左右。除了上述儿童在睡眠发育上常见到的问题外，还有一些睡眠障碍好发于这个阶段，在睡眠期间产生一些奇怪的行为，令父母颇为担心，如梦游、夜惊、梦魇、尿床、磨牙、梦语症及睡眠中撞头等，都是在儿童期常见的睡眠问题。

有许多调查发现，睡眠不足是青少年普遍存在的现象，其原因是多方面的。由于睡眠不足，会对青少年的学习、行为和情绪产生不良的影响，最常见表现是早晨不能按时起床上学、白天昏昏欲睡、注意力不集中和疲劳等。因此，充分的睡眠对儿童非常重要。儿童失眠的原因是相当复杂的，相当一部分与睡眠卫生问题或行为问题有关，因此，对失眠儿童使用镇静催眠药物并不恰当，应当仔细分析产生失眠的原因，进行确切的分类，然后再进行综合性治疗，在必须使用镇静催眠药物时应认真评估其利弊得失，即使使用也应该是小剂量地短期或间断使用。

如何照料失眠的老年人？

如果家里有失眠的老年人，最好能由亲人观察他们夜间的睡眠情况，注意是否有抑郁等各种症状。如果发现有抑郁症状，就应及时去医院诊治，切不可随便给他们服用镇静催眠药物。如果明确是因为某些精神刺激或情绪不稳定而发生失眠时，可以采用其他对抗失眠的方法治疗。如果效果不好，或者一时不能去医院，也可以临时服用一些安眠药物，但万万不能养成习惯。因为不少镇静催眠药物，如苯巴比妥等，开始服用时使用剂量都很小，如果长期使用就必须经常增大药物的剂量，一旦养成习惯，就容易成瘾，一停药就会出现头晕、恶心和失眠加重，甚至影响正常的工作和生活。这种不良习惯还会日复一日地加重脑组织的衰老和损害，使老年人衰老速度加快。即使病情需要，必须长期使用时，也应在医生的指导下选择使用，最好是几种药物交替使用，这样既能达到催眠的目的，又不至于成瘾。

如何进行健康教育？

睡眠健康教育主要涉及患者的生活方式和环境因素，如活动、饮食、饮酒、噪声、光线等，它还涉及年龄与睡眠的关系。健康教育主要包括以下一些内容。

（1）在上床入睡前4~6小时不要服用含咖啡因或尼古丁类的食物或药物。

（2）戒酒，因为它会导致兴奋和更多的片断睡眠。

（3）入睡前避免饮用液体过多；睡眠前5~6小时不要进行锻炼；减少白天睡觉时间和在床上的时间。

（4）在上床前不要做剧烈运动，在睡眠期间噪声应降到最低，光线、温度等都应调到适宜的状态。

（5）睡眠能力随着年龄增长而下降，它主要表现在中老年人这一年龄段，因此，老年人睡眠时间缩短并非病态。

营养保健药物是否对失眠有效？

营养保健药物并非是安眠药物。许多保健药物能提高人脑的功能，增强人的精神动力，调整人的生物钟，使人们在白天易处于兴奋、心情良好和工作效率高的状态，夜晚容易出现中枢抑制，进入睡眠状态。常用的保健药物有人参、蜂王浆、花粉、枸杞子、核桃和酸枣仁等。保健品作为神经系统调节剂，坚持较长时间的服用才能有效，非短期疗程解决问题。

目前，常用的激素性质的保健药物有褪黑素等。褪黑素是由松果体分泌的含有色氨酸的激素，主要在夜间分泌，是人体生物节律的自然调节剂，也称"生理催眠剂"。褪黑素既有促进睡眠的作用，也有促进生长的作用，在儿童期的分泌量明显超过成年人。老年人的褪黑素分泌减少，其睡眠时间也明显少于婴幼儿。现在认为，中老年人睡眠模式的改变与褪黑素分泌减少、生物节律的破坏密切相关，因此，补充生理剂量或药理剂量的褪黑素，治疗因褪黑素相对缺乏的中老年失眠以及各种疾病所致的失眠，疗效较好。

此外，褪黑素作为生物节律的自然调节剂，治疗昼夜节律紊乱也是首选。褪黑素多为胶囊剂，3毫克/粒，睡前口服3~12mg。虽然褪黑素非治疗药物，服用仍不要过量，同时也不宜持续性长时间服用，以免影响内分泌系统功能。特别要指出的是，儿童不宜服用。目前没有相关的褪黑素不良反应的报告。

哪些营养物质对治疗失眠有作用？

饮食对人体有调补、营养和治疗作用。失眠患者若合理膳食可帮助解除疾病困扰。目前认为，以下几种营养物质对失眠的防治有益处。

（1）脂类食物。动物肝脏、鱼、蛋黄、大豆、玉米、花生及核桃等富含脂类的食物对脑组织的构成起着重要的作用，这些食物中卵磷脂含量较多。服用大量卵磷脂，可改善细胞膜功能，有利于细胞间的联系，增强记忆力，改善脑功能，对神经衰弱和失眠者有效。

（2）蛋白质类食物。瘦猪肉、牛肉、牛奶、鸡、鸭、鱼等富含丰富的蛋白质。35%的脑细胞是由蛋白质构成的，蛋白质是脑神经细胞兴奋和抑制过程的基础，人的感觉、记忆、语言和运动等都与脑神经细胞的兴奋和抑制功能有关。

（3）含糖食物。白糖、红糖、蜂蜜、大米、红枣、水果等富含糖的食物，食用后，糖类在体内分解为葡萄糖，才能通过血脑屏障，被神经细胞所利用，糖是脑细胞的能量来源。

（4）研究证实，身体缺乏微量元素锌、铜是导致神经衰弱和失眠的原因之一。锌在体内以金属酶的形式存在，缺锌会影响脑细胞的能量代谢及氧化还原过程。牡蛎含锌最高，瘦肉、动物的肝和肾、奶制品、核桃含锌也比较高。铜与神经系统关系密切，如体内缺铜会使神经系统内抑制过程失调，使内分泌系统处于兴奋状态而导致失眠。因此，建议失眠的人多补充富含铜元素的食物，如鱿鱼、海菜、蟹、虾、黄鳝、黑木耳、蘑菇、蚕豆、玉米、豆制品及动物的肝、肾，以改善失眠症状。

（5）茶饮药膳。如用天然食物加入对失眠有明显治疗作用的中药制成茶饮、药粥、羹汤、药膳等。

如何正确饮用牛奶才能有助于睡眠？

牛奶是自然界惟一一种近于平衡完善的营养食物，其中富含的色氨酸是人体8种必需的氨基酸之一。色氨酸不仅有抑制大脑兴奋的作用，还有使人产生困倦感的作用，所以，饮用牛奶有助于睡眠。然而，牛奶在饮用方法、时间和储存等方面大有讲究，失眠患者如不能正确地饮用牛奶，不仅不能获得助眠作用，还会有许多不良的影响。

研究证实，牛奶含有2种催眠物质，一种是能促进睡眠的以血清素合成的色氨酸；另一种是具有麻醉镇静作用的天然吗啡类物质。如果在早晨饮用牛奶，可能抑制大脑皮质，影响白天的工作和学习。另外，牛奶所含蛋白质需要经过胃和小肠分解成氨基酸后才能被人体吸收，如在早晨饮用牛奶不利于消化和吸收。专家建议，牛奶最好在傍晚或临睡前30分钟饮用，不仅有利于吸收，还能够有效地提高睡眠质量。

失眠患者应遵循哪些饮食治疗原则？

（1）晚餐不宜过饱或过饥。饮食过饱可以增加胃肠道负担，导致胃肠道胀气而影响入睡；反之，胃中空虚，会因感到饥饿而惊醒，影响睡眠。

（2）饮食中应该忌浓茶、浓咖啡、辣椒、胡椒粉以及烟、白酒等一切刺激性食物。咖啡和浓茶均含有咖啡因，能够刺激大脑觉醒中枢，使人兴奋。酒对大脑的神经系统有双层作用，少量酒精对大脑起抑制作用，可使人昏昏欲睡；大量酒精反而使大脑兴奋。辣椒等辛辣食物会造成胃部灼热及消化不良，进一步干扰睡眠。

（3）适当多食清淡而富有营养，特别是富含各种人体必需氨基酸的优良蛋白质、维生素C、维生素E、维生素B的荤素食品。同时适当多食含钙较高的食品，如豆制品、牛奶、虾仁、海产品。钙质对人的精神状态有影响，血液中钙质偏低时，人会焦虑不安、易怒，严重时可出现抽搐、惊厥等症状。

（4）适量食用含脂肪的食物也是十分重要的。研究证实，脂类食物进入人体后，脑神经会分泌一种类似消化腺激素的物质，以诱人入睡；同时，由于脂肪类食物消化较慢，头部的血液向胃肠道集中会使人有困乏感觉。因此，晚餐可以适量食用含脂肪的食物，有助于睡眠。专家建议以摄取植物性脂肪为好。

（5）应适当多食富含色氨酸的食物，如鱼、肉、蛋及牛奶、酸奶、奶酪等，摄取充足的色氨酸，可诱导睡眠，这是由于色氨酸是合成与睡眠有关的5-羟色胺的原料。上床就寝前饮用一杯加适量糖的牛奶，催眠效果更好，因为碳水化合物可促进人体胰岛素的分泌，色氨酸在胰岛素的作用下，进一步转移到细胞内，转变为能催眠的血清素。

失眠患者的三餐饮食有什么要求？

（1）早餐一定要吃。早餐是一天中很重要的一餐，因为生物钟会按时产生胃酸，积聚消化液，如果此时胃内无任何食物会造成胃液腐蚀胃壁形成胃溃疡。早餐要保证摄取足够的碳水化合物，如面包、米饭等。为了更加快速地获得热量，可以喝杯果汁或甜的饮料。不要空腹喝咖啡或酒精饮料。

（2）午餐不宜吃得过多、过于油腻，以免打瞌睡。一定要搭配进食一些绿色蔬菜，因为维生素与纤维素可促进人体的新陈代谢。

（3）晚餐要摄取足够的蛋白质与钙质，以补充体力，如鱼类、肉类。油腻的食物不宜吃太多以免消化时间过长，影响睡眠。睡前切勿喝咖啡、浓茶或含有咖啡因的饮料，也不宜大量喝水或饮料，以免尿频影响睡眠。可以进食容易消化的饼干、牛奶或水果，这些食品有助于血液中的色氨酸进入脑内，产生血清素，有助于入睡。

哪些食物可以防治失眠？

（1）含色氨酸的食物。色氨酸（人体必需氨基酸）是天然安眠药，它是大脑制造血清素的原料。它借着高碳水化合物、低蛋白的饮食组合进入大脑，能让人放松心情，减缓神经活动而引发睡意。医学专家建议睡前饮一杯牛奶或含碳水化合物的食物，如水果或全麦食品。

（2）富含维生素B的食物。研究证实，维生素B_{12}有维持神经系统健康、稳定情绪的功能，能使难以入睡及常在半夜醒来的人的睡眠状况得以改善。维生素 B_{12} 还可以帮助制造血清素，与维生素 B_1、维生素 B_2 共同发挥作用，促使色氨酸转换为维生素 B_3。维生素 B_3 能延长快速眼动期的睡眠时间，减少夜间觉醒的次数。富含 B 族维生素的食物有酵母、全麦制品、花生、核桃、绿色蔬菜、牛奶、肝脏、牛肉、猪肉和蛋类等。

（3）富含钙和镁的食物。国外研究发现，钙质摄取不足的人，容易出现肌肉酸痛及失眠。另外，钙和镁是天然的肌肉松弛剂和镇静剂，人体内镁含量过低会失去抗压能力。含钙高的食物有骨头、牛肉、蛋、海藻类等。每天固定喝 2 杯牛奶，并适量摄取维生素 C 可以帮助钙质吸收，也可从香蕉及坚果类中摄取镁。

哪些食物有助于入睡？

能够治疗失眠或者能够改善失眠症状的食物有很多，其中有些食物符合国家卫生部颁布的"既是食品，又是药品"的规定，既具食物调养功效，又有药物治疗作用，如桂圆、大枣、蜂蜜、山药、酸枣仁、核桃、黑芝麻、莲子、枸杞子、栀子、决明子、桑椹、百合、芡实、牡蛎、麦芽、麦冬、茯苓等。

1.小麦

麦类是我国传统食物，以小麦作为日常食物，在我国至少有 4000 多年的历史。除小麦以外，还有大麦、荞麦等麦类食品。

用于治疗失眠，起着安神作用的一般是小麦。小麦碾去麸皮，即得面粉。标准粉加工精度较低，保留了较多的胚芽和外膜，各种营养素含量较高，人们在食用时宜选用标准粉，而不宜长期食用精白粉。麦胚芽是营养素最集中的部位，蛋白质含量可达30%，脂肪为13.9%，维生素及无机盐含量也很高，尤其富含生育酚、维生素 B_1（硫胺素）、维生素 B_2（核黄素）、钙、镁、锌等。中医处方中常见有炒麦芽，既可以健全脾胃，消通食滞，增加食欲，又能够养心安神，促进睡眠。西医学研究表明，常食用富含麦胚芽的小麦，可以增加细胞活力，改善大脑细胞功能，镇静安神，增强记忆，抗衰老，预防心脑血管疾病的发生、发展。

中医认为小麦有以下一些功效。

（1）养心安神。用于心气不足引起的失眠多梦。

（2）滋养肝脏。能改善脏躁证中的心烦、失眠症状。

（3）补虚止汗。治疗失眠兼有阴虚盗汗，或气虚自汗。

（4）滋阴清热。用于热盛阴伤所致的烦热、寐差、消渴等的补养和治疗。失眠患者可食用小麦粥。取小麦50g，加清水如常法煮粥，有养心气、安心神的功效。新麦偏温，陈麦偏凉，故盛夏宜食陈麦，秋后宜食新麦。或用淮小麦50g，甘草6g，大枣10枚，小麦去外壳，大枣去核，3味共煎，水沸半小时后取汤饮用，每日1剂，煎服2次。或用小麦45g，黑豆30g，熬汤喝，每日2次。

2.黄豆

黄豆又称大豆。黄豆的营养成分比较全面，含量也丰富，有"豆类之王"的称谓。黄豆的蛋白质含量为35%~40%，有人计算过每0.5kg黄豆的蛋白质含量相当于1kg的瘦肉或1.5kg鸡蛋或6kg牛奶中的含量，所以黄豆又有"植物肉""绿色的牛奶"等称谓。

黄豆脂肪含量为15%~20%，以不饱和脂肪酸居多，具营养神经、健脑安神功效，是防治失眠、神经衰弱、冠心病、动脉粥样硬化的理想食品。

黄豆还含有丰富的维生素E、B族维生素、矿物质和微量元素。维生素E是人体中的一种强氧化剂，与红细胞代谢、生殖功能等密切相关。黄豆性味甘平，食性平和，能补益气血，通络镇静，有益身体。

用黄豆制成的豆粉、豆浆、豆面、豆腐等，同样富含营养，适宜失眠患者食用。黄豆制品中豆浆尤为适合失眠患者服用，鲜豆浆营养丰富，蛋白质含量高，不饱和脂肪酸丰富，胆固醇含量低，卵磷脂含量多。卵磷脂是营养大脑的重要物质，可以使心血管中胆固醇的含量下降，改善血液黏滞度，避免胆固醇在血管中沉积，并可以软化血管。鲜豆浆的另一个特点是容易消化。因此，经常服用鲜豆浆不仅能防治多种老年性疾病，更有利于促进睡眠。

3.芝麻

芝麻，又名胡麻。芝麻有黑白两种，性能大致相同。芝麻的功用，历代医家都给予了极高的评价。大家都认为它具有宁心健脑作用。芝麻中含有丰富的蛋白质、钙、铁卵磷脂和多种维生素（如B族维生素，脂溶性维生素E、维生素A和维生素D），这些营养物质对补益健脑、安神催眠、促进脑神经的活力具有积极作用。

日本医学界认为食用芝麻对神经衰弱有很好的治疗效果，能显著改善失眠症状，并认为运动员每天吃一大匙芝麻可增强神经功能。研究还表明，经常食用芝麻的人，睡眠香甜，智力优异，还有美容健身之效果。

芝麻味甘性平，作为安神佳品，可以常服，对肝肾虚损、精血不足引起的失眠、健忘、头晕等症尤为对症。许多安神食疗方中都有芝麻一味，可见其助眠功效之一斑。常用食法如炒芝麻，取芝麻30g，炒香，加盐少许嚼食。芝麻粳米粥，取黑芝麻30g，粳米60g，加清水煮成稀粥食用，亦可加糖调味。又桑椹芝麻丸，取桑椹子、黑芝麻各等份，晒干或烘干，研为细末，炼蜜为丸，每日服10~15g，可连续服用较长时间。

4.山药

山药为薯蓣科植物薯蓣的块茎，味甘性平和，具有健脾胃、益精气、安神志的功效。近代名医张锡纯盛赞它为滋补药中"无上之品"，其所著《医学衷中参西录》称它色白入肺，味甘归脾，液浓益肾，能滋润血脉，宁嗽定喘，强志育神。山药的安神作用明显，治疗失眠取效良好。

古代文献中有很多关于山药直接作用于心，而有补心气、安心神、开达心窍、主治失眠健忘的记载。山药含有淀粉、糖类、蛋白质、多种氨基酸、胆碱、皂苷以及维生素C、多酚氧化酶、淀粉酶及碘、钙等微量元素。山药中的胆碱成分是大脑中的重要物质，参与学习思维和记忆活动，对大脑功能有调节作用。

实验研究显示，山药能诱导干扰素的合成和分泌，增强机体的免疫功能，改善冠状动脉及微血管的血液循环，增加大脑的血液供应，是一种上佳的安神健脑食品。山药有多种食用方法，可以将山药去皮切片与大米煮粥长期食用。山药晒干后捣成粉后易于保存，可以随取随食。

5.酸枣

酸枣营养丰富，每100g风干果肉中含水分14g，蛋白质4.5g，脂肪1g，糖类74.8g，粗纤维0.2g，钙270mg，磷590mg，铁13mg，还含有丰富的胡萝卜素、维生素B_1、维生素B_3和维生素C等多种维生素，其中维生素C的含量约为红枣的2倍。此外，酸枣中含有环核苷酸类物质、甾醇、三萜类化合物、白桦脂醇、白桦脂酸、酸枣苷等成分。

酸枣主要取种仁入药，近年来随着人们生活水平的提高和食品加工业的发展，酸枣汁、酸枣露、酸枣汽水、酸枣可乐、酸枣香槟、酸枣酒、酸枣香精等数十种加工产品应运而生。中医认为，酸枣果肉性味酸平，具有养心安神、补中益气等功效，可治心悸、失眠、盗汗等多种病症。《神农本草经》列酸枣为上品，认为酸枣仁"久服安五脏，轻身延年"；《本草纲目》载："其仁甘而润，故熟用疗胆虚不得眠、烦渴虚汗之证；生用疗胆热好眠。"因此，失眠患者经常食用酸枣类制品，不仅具有多种保健功用，更具有较好的催眠功效。

6.五味子

五味子是五味子树的成熟果实，熟时鲜红色，干燥后呈紫色或紫褐色，人们在秋季采摘供药用。五味子因其酸、甜、苦、辣、咸五味俱全而得名。《神农本草经》称五味子："主益气，咳逆止气，劳伤羸瘦，补不足，强阴，益男子精。"五味子虽然性温，但不热不燥，其特点是既能补气、补肺、补肾、养心、养肝、养阴，又能固精、止汗、止泻、生津。中医常用于治疗失眠、多梦、健忘、易惊、体虚自汗等诸症。因此，五味子特别适合于身体虚弱的人和老年失眠患者。

现代研究发现，五味子内含多种维生素、五味子素、五味子醇甲和铁、锰、锌、磷、钙等有效成分，能调节中枢神经活动，既有兴奋作用，又有抑制作用，使之保持相互平衡，提高大脑皮层的工作能力。长期服用五味子糖浆或五味子酊，或单用五味子熬膏内服，对失眠多梦均有较好的疗效。临床使用五味子，分为生用、炒用、炙用、蒸用，用于滋补多为熟制，用于治疗多为生用。五味子9g，酸枣仁9g，丹参9g，水煎服，治疗失眠多梦、心悸虚烦。

7.猪心

猪心为猪科动物猪的心脏。猪心味甘咸，性平和，具有安神志、补心气功效。根据"以脏补脏"的原理，历代医家均认为猪心为补心药，对治疗人的神志病有良好效果，可改善失眠症状。猪心含蛋白质19.1%，含有B族维生素、维生素C及钙、磷、铁等微量元素。

民间有"吃猪心补心安神"的说法，猪心可与其他安神食品一起做成各种菜肴食用，也可与粳米一起煲粥，隔几日服1次，有很好的安神益智效果。猪心买来后洗净，切开去瘀血，烧煮食，一般每天吃一具猪心为宜。值得一提的是，其他动物心脏也具有如猪心安神养脑的功效，如羊心、马心、鸡心、牛心等，都可以治疗失眠、多梦、心悸、健忘等症，并能改善智力，只是猪心最为常用而已。取猪心一具，焙干为末，每次服3g，米汤送服，每日3次。或猪心一具，同五味子、豉汁煮食之，能补心定惊，安神益智。又猪心一具，人参、当归各6g，调味煮熟食之，治心气虚弱、心血不足所致失眠、心悸、健忘、乏力、贫血、汗多等症。或取猪心一具，把朱砂塞进猪心内，炖烂服用，可治疗失眠、神经衰弱等病症。

8.猪脑

猪脑为猪科动物猪的大脑。猪脑含有丰富的蛋白质、磷脂以及钙、磷、铁、B族维生素等，这些成分与人体大脑所需的营养成分大致相同，可以很好地补充人类大脑的需求，故中医主张用各种动物脑来滋养大脑，安神益智。猪脑味甘性寒，《名医别录》说猪脑主治"风眩脑鸣"，《四川中药志》载猪脑能"补骨髓，益虚老，治神经衰弱、偏头风及老人头眩"。一般认为猪脑能益肾填髓，补脑安神，用于肾虚、髓海不足所致的失眠、健忘、眩晕等症。

猪脑味美可口，若烹制得法可做成各种软嫩、香松、清爽的药膳，一般通过其他调料的调味，用蒸、炖、煎、炒、炸等方法烹饪后，使其入味，但要注意不可烧制过度，以保持有效成分不分解。刚买来的猪脑质软、味腥、易碎、不易洗净，在清洗时要格外小心。首先可将猪脑轻轻放入冷水中漂洗30分钟，去净脑表面黏液，使脑外筋膜血丝脱离猪脑表面，用手或镊子或竹签除去血丝筋膜，然后轻轻放入碗中，加入酒、盐、肉汤、葱和生姜上笼蒸10分钟。这样处理后可除去腥味，增加鲜味，便于烹制。

9. 牛奶

牛奶又名牛乳，自古以来牛奶就是补虚滋养、益胃生津的佳品，《日华子诸家本草》还认为它有"养心"功能。牛奶具有很高的营养价值，改善脑功能的作用十分明显，还有安睡、促眠的功效。在自然界中，牛奶是一种近乎平衡完善的营养饮料，很少有其他天然食物可以与之相比。牛奶的蛋白质不仅能满足人体所需的各种氨基酸，而且内在质量一流，种类搭配几乎尽善尽美。同时，它所含有的各种物质，如维生素及矿物质无论是在质量上，还是在数量上以及搭配比例上都是其他食物无法与之相比的。

除了维生素C和铁以外，牛奶供给人体生长发育所需的全部营养。当牛奶用于催眠时，在饮用方式、时间和贮存等方面大有讲究。据科学家研究发现，牛奶中富含2种过去人们未知的催眠物质，其中一种是能促进睡眠的以血清素合成的色氨酸，由于它的作用，往往只要1杯牛奶就可以使人入睡；另一种则是具有麻醉镇静作用的天然吗啡类物质，在早晨饮用，必然会使大脑皮层受到抑制，最终影响白天的工作和学习。因此，牛奶最好在傍晚或临睡前半小时饮用。

10. 蜂蜜

蜂蜜是蜂蜜科昆虫中华蜜蜂等所酿的蜜糖。蜂蜜味甘性平，有很好的滋补效用。我国古代人们早就将它列为补益上品而经常食用。李时珍指出它有5种功效，即清热、补中、解毒、润燥和止痛。蜂蜜是来自于多种花卉的精华物质，营养丰富，能调节神经系统功能，提高机体的免疫能力，是适合失眠患者服用的补养之品。从营养学角度看，蜂蜜中含有丰富的果糖、葡萄糖，少量的蔗糖和麦芽糖，还含糊精、树胶、挥发油、酵母、无机盐、生物素、蛋白质及维生素A、维生素C、维生素D、维生素B_2、维生素B_3、维生素B_5、维生素B_6、维生素K等。更有意义的是，蜂蜜含有能促进人体大脑思维和记忆的乙酰胆碱和叶酸。蜂蜜的营养成分全面，且大多数能被人体直接吸收。这些物质进入人体后，可促进大脑的生长发育，改善因用脑过度引起的失眠、神经衰弱、健忘等病症。

蜂蜜的食用方法简便易行，可于每日早晨，将一二匙蜂蜜用60℃以下温开水冲匀饮用，亦可拌入牛奶、豆浆、稀饭中服用。夏季可用蜂蜜与金银花汁调和，以清心除烦安神；冬季可与桑椹、枸杞子、五味子、柏子仁一起熬膏服用，以滋肾养心安神。蜂蜜还可以与刺五加、糯米、酒曲一起酿成蜂蜜酒饮用，也有安神助睡之效。

11. 鱼头

鱼头包括鲤鱼头、鲫鱼头、黄鱼头、鲢鱼头、青鱼头等，鱼头中含有鱼脑，按照中医"以脑补脑"的说法，鱼头有补脑宁神的功效。我国民间有"多吃鱼头能令人聪明"的说法。鱼头除含有一般营养素外，还含有丰富的磷质、钙质，对大脑十分有益。现在医学家已能从鱼脑中提取鱼脑精、脑黄金，能直接营养大脑，起到增加智力、帮助安睡的作用。

食疗歌诀中有"鱼虾能把脑汁补"一句。用毛豆煮鱼脑，加明天麻6g做羹汤，于睡前进食，可治疗神经衰弱、失眠，并认为多食几次，自见功效。鱼头的吃法很多，如清炖鱼头银耳汤，取鱼头较大者，去鳃，洗净，剖为两半，锅内放入清水和鱼头，再加适量的姜、胡椒、食盐等调料，用旺火烧沸后改中火，炖约40分钟，滤去骨渣，放入发好的银耳，再烧20分钟，即可盛盆食用。又干炸五香鱼头，取1kg以下的鱼头，将鱼头去鳃，清洗干净，剖为两半，加适量料酒、花椒粉、精盐及湿淀粉拌匀，腌渍1~2个小时，然后整块放入热的油锅内，不时地翻动，炸至两面焦黄，即可出锅装盘。

12. 牡蛎

牡蛎为牡蛎科动物近江牡蛎、长牡蛎、猫爪牡蛎、大连湾牡蛎等的肉，又名蚝肉。牡蛎肉味甘而咸，性平和，具有调中补虚、清肺补心、滋阴养血、健脑安神的功效。早在唐朝，崔禹锡就在其著作《食经》中指出牡蛎："治夜不眠，志意不定"，明确认识到牡蛎能治疗失眠，具有安神功能。

经分析表明，牡蛎肉含糖原、牛碳酸、四种必需氨基酸、含酰甘酸、岩藻糖、维生素A、维生素B_1、维生素B_2、维生素D及铜、锌、锰、铁、磷、钙、铝等微量元素。由于牡蛎具有营养大脑的良好功效，故有人称牡蛎为"益智海味""海上牛奶"。牡蛎肉质极嫩，味道鲜美，易于消化吸收，可烹制成上乘佳肴，很受百姓喜爱。

牡蛎食法多样，可将牡蛎肉与鸡蛋同炒，也可将鲜牡蛎肉挂上蛋面糊在平底锅上煎黄，再加上茼蒿菜蘸上花生酱食用，清香鲜嫩。鲜牡蛎肉还可以煮成蚝汤，用于涮鱼片。我国沿海不少地区还将鲜活牡蛎剥出，用冷开水洗净，直接拌上姜末、醋或大葱、麻油后食用。牡蛎肉加工晒干就成蚝豉，用蚝豉与猪肉、枸杞子、木耳一起煲汤，有一股特有的蚝香，适合体质虚弱的失眠患者食用。

购买牡蛎，若牡蛎肉已经取出，则要选购新鲜者，如肉色洁白，肥嫩饱满，水汁清明，无腐败气味和其他异味。蚝豉则以个大、质干肥、无黑色、味香者为佳。牡蛎肉每次食用量以100~200g为宜。牡蛎的壳可作药用，也具有安神的作用，常用治疗失眠。

13. 桂圆

桂圆是龙眼的假种皮，又名龙眼、益智等。桂圆肉味甘性平，能安心神，益气血，健脾胃。《神农本草经》说桂圆能："安志……久服强魂，聪明，轻身不老，通神明。"《食疗本草》则说它"安神补血"。据现代分析，桂圆的营养成分非常丰富，在每百克果肉中，含糖量为17%，粗蛋白为15%，此外还含有118mg的磷、30mg的钙、4.4mg的铁以及较丰富的维生素C和B族维生素，故清代名医王士雄说它是"果中神品，老弱宜之"。

桂圆有突出的养心补血安神功效，是治疗失眠的上乘之品。桂圆用于安神助睡，可以单服，也可以配制成各种药膳，如浸酒成桂圆酒，煮粥成桂圆粥，炖汤成桂圆汤等等。中医治疗思虑过度、劳伤心脾、虚烦不眠、健忘怔忡的归脾汤，其中桂圆肉就是主药，方由桂圆肉、炒酸枣仁、炙黄芪、焙白术以及茯苓各30g，木香、人参各15g，炙甘草15g配制而成。另有治疗失眠、神经衰弱的定心汤，取桂圆肉30g，酸枣仁15g，柏子仁、生龙骨、生牡蛎各12g，生乳香、生没药各3g，水煎服，每日1次。又如定魂汤，即桂圆肉18g，酸枣仁12g，生牡蛎、生龙骨各15g，制半夏、茯苓各9g，生赭石12g，水煎服，每日1次，可治疗失眠心悸。用桂圆肉5枚，莲子、芡实各等量炖汤，于睡前服用，可治疗失眠、健忘等症。

14. 桑椹

桑椹为桑科植物桑树的果穗。桑椹味甘而性寒凉，具有养血滋阴、补肝益肾、安神健脑的功效。清朝《本草备要》中说："桑椹甘凉……利五脏关节，安魂镇神，聪耳明日。"经分析表明，桑椹含有葡萄糖、蔗糖、胡萝卜素、苹果酸、琥珀酸、酒石酸及维生素 B_1、维生素 B_2、维生素 B_3、维生素C等。临床上桑椹主要用于治阴血亏虚之失眠、健忘、消渴等症。桑椹常见的食法有将新鲜成熟发黑的桑椹洗净后生食，也可榨汁，一般每50kg桑椹能榨出果汁20kg左右，可用来制作桑椹汁、桑椹饮料、桑椹汽水，酸甜适度，风味别致。喜欢饮酒的失眠患者，可将鲜黑桑椹0.25kg浸于白酒1L之中，每晚饮服少量。桑椹还可以制成桑椹果酱，或与枸杞子、红枣一起熬成膏剂，加入少许蜂蜜，即成有名的桑椹蜜膏。又取鲜桑椹80g，加清水适量煎服，可治心肾衰弱的不寐健忘。取桑椹子15g，灵芝10g，远志6g，炙甘草3g，红枣5枚，加清水煎服，连枣吃下，每日1剂，连服1周，治劳心过度、失眠多梦。

15. 核桃

核桃为胡桃科植物胡桃的种仁，又名胡桃仁、核桃肉。核桃味甘性温，具有补肾健脑、安神助眠的功效。古人认为核桃形状像脑，所以有"食核桃能补脑令人聪明"之说。民间也常用核桃配上黑芝麻、桑叶捣泥为丸，以治疗神经衰弱之失眠、眩晕、健忘等症。

经测定，核桃肉含有磷、镁、钙、铁等微量元素，以及维生素A、B族维生素、维生素C、维生素E，还含有较多的蛋白质、脂肪、糖类、粗纤维等营养素。核桃肉中脂肪含量高达60%以上，脂肪酸大多是人体不能合成的亚油酸和亚麻酸；核桃肉中蛋白质含量为17%~22%，其中约有60%为谷氨酸和色氨酸；矿物质中以磷的含量最高，约占58%。可见核桃有丰富的营养，是一味安神增智的好补品，非常适合失眠患者食用。

核桃肉的吃法很多，最方便的是将核桃肉入锅用盐炒熟，每日早晚各吃几粒。对中老年人来讲，可将核桃肉与黑芝麻、山药泥、马铃薯泥、山楂泥、糖一起做成核桃糕食用；也可将核桃肉炒熟捣碎，与阿胶、枸杞子、陈皮、酒、冰糖一起蒸烂为膏，于每年的冬至开始服用，每日2汤勺，用滚开水冲化，连服1个月，可起到调经美容、安神补脑的作用。

16. 大枣

大枣是鼠李科植物枣的成熟果实，又名红枣。大枣味甘性平，有安神助睡、补脾养血的功效，是失眠患者的理想调补之品。"北方大枣味有殊，既可益气又安躯"，这是前人对大枣滋养价值的高度概括，安躯即有安睡作用。大枣果肉肥厚，色美味鲜，可食部分占总重量的90%以上，含有蛋白质、脂肪、糖类、矿物质、维生素等营养物质，其中尤以糖类和维生素C极为丰富，鲜枣含糖量达20%~36%，干枣则达55%~80%。每百克鲜枣中，含维生素C达300~600mg之多，因此，有外国专家称大枣是"天然的维生素丸"。大枣的维生素P也很多，其维生素P的含量可称得上是百果之冠。此外，大枣还含有铁、酒石酸等成分。

我国大部分地区种植大枣，一般初秋果实成熟时采摘，洗净鲜用或晒干用。大枣除了生食外，还可以加工成乌枣、蜜枣、酒枣等。在日常生活中，大枣制成的传统食品多种多样，琳琅满目，如枣粽子、枣年糕、枣发糕、枣花糕、长寿糕等。以枣做成枣泥馅料，用以制作多种糕点。至于在各种安神助睡的药膳中，大枣就更多了。

17. 莲藕

莲藕包括莲子和藕，"其实莲，其根藕"，分别为睡莲科植物莲的果实和地下茎。莲子味甘涩，性平和，具有安神养心、补肾健脾的功效，莲子有"脾果"之称，最能补脾开胃。中医认为莲肉蒸汤或入药有补心脾、交心肾、安心神的功效，可治疗心烦不寐、多梦不安、眩晕健忘等症。《太平圣惠方》就有相关记载，用莲子研末，与粳米一起煮粥服食，认为"可补中强志，聪明"，所以民间一直将莲子作为养心安神、健脾强志之品食用，是失眠患者的调治佳品。莲子除含较多淀粉外，还含有棉子糖、蛋白质、脂肪、天门冬素、胡萝卜素、钙、磷、铁、铜、钛及维生素C、维生素B_1、维生素B_2等，其营养价值是很高的。

失眠患者食用莲子时，可将莲子去皮，与米仁、芡实、陈皮、樱桃或银耳、山药、桂圆一起煲汤喝。或将莲子蒸熟，加入冰糖，捣泥成莲蓉，可以用来制作莲蓉月饼、莲蓉包子、莲蓉糕等，也可与面粉一起做成各种美味点心。夏天鲜莲子上市，可直接食用，有清心除烦之效，可治心烦失眠。

鲜藕也有催眠之功。鲜藕性味甘平，具有养血安冲、清热解烦的作用，可治疗血虚失眠。鲜藕中含有大量的碳水化合物及丰富的钙、磷、铁以及多种维生素，营养丰富。取鲜藕以小火煨烂，切片后加适量蜂蜜，可随意食用，有安神助睡的功效。

18. 酸枣仁

酸枣仁为鼠李科落叶灌木或乔木酸枣的成熟种子。酸枣仁味甘酸性平，具有养心安神的功效，专治失眠，对于血虚引起的失眠尤宜。《神农本草经》将酸枣列为上品，认为它"久服安五脏，轻身延年"，本草巨著《本草纲目》载酸枣："其仁甘而润，故熟用疗胆虚不得眠、烦渴虚汗之证；生用疗胆热好眠。"故临床常取炒酸枣仁，以治不寐。也有人报道，用生酸枣仁治疗失眠，同样疗效好。酸枣仁营养丰富，每百克干酸枣果肉中含水分14g，蛋白质4.5g，脂肪1g，糖类74.8g，粗纤维0.2g，钙270mg，磷590mg，铁13mg，还含有丰富的胡萝卜素以及维生素B_1、维生素B_3、维生素C等多种维生素，其中维生素C的含量比大枣还高。此外，酸枣仁含有环核苷酸类物质、甾醇、三萜类化合物、白桦脂醇、酸枣苷等成分。酸枣仁的镇静安眠功效为古今医家所推崇，中医安神名方酸枣仁汤即以酸枣仁为主药。

从临床实践看，酸枣仁适用于各种失眠症，故失眠患者经常食用酸枣仁，不仅具有多种保健功效，更具有显著的催眠功效。

19. 银耳

银耳是银耳科植物银耳的子实体，又名白木耳。银耳味甘性平，具有滋阴润肺、益胃生津、安神补脑的功效。清代学者李渔评价银耳："食此物者，犹吸山川草木之气，未有无益于人者也。"银耳有良好滋养作用，特别适用于劳累阴亏引起的睡眠障碍患者。

银耳的营养价值很高，每百克银耳中含蛋白质5g、碳水化合物79g、钙385mg、磷250mg，以及多种氨基酸、糖类和维生素。银耳中含有一种"类阿拉伯脂胶"的成分，不仅对皮肤角质层有良好的滋养和延缓老化的作用，同时还含有能够降低人体脂褐素水平，而脂褐素是人体衰老的指标之一，若沉淀于大脑，可影响代谢功能而导致睡眠障碍，故银耳可防治中老年失眠症。银耳可以做成各种甜点，如冰糖银耳、银耳白粥、银耳燕窝、银耳鸽蛋汤、银耳蛤士蟆羹等。银耳与他物配合食用，其滋补力更胜一筹，如银耳炖大枣，可治疗神经衰弱而致的失眠多梦；银耳与莲子煮汤喝，能补心养脾，安神定志，善治心脾两虚引起的失眠诸症。

20. 芹菜

芹菜有水、旱两种，性能相近，但旱芹香气更浓，又称药芹。芹菜性味甘凉，具有宁神开胃、平肝祛风的功效。民间传说芹菜能宁神健脑。国外学者认为芹菜是人脑的强壮剂、神经衰弱的特效药，可治疗原发性高血压。西医学研究证实，芹菜茎叶中含有芹菜苷、佛手苷内酯、挥发油等成分，具有镇静、降压、增进食欲等药理作用，可见芹菜是治疗失眠的良药。

失眠患者食用芹菜时，可凉拌或炒制，可绞汁或煎汤，可做馅包饺子等。如芹菜汁，取芹菜150g，苹果200g，盐及胡椒或蜂蜜适量，将芹菜（连叶用）切短，苹果切小块，一同放入碗内，压榨，用清洁纱布过滤，取汁，调味食用。芹菜的茎叶均可食用，其中菜叶的营养价值远远超过其茎。芹菜叶中所含蛋白质、脂肪、胡萝卜素、维生素B_1和维生素C等成分均高于芹菜茎。

21. 黄花菜

黄花菜又名萱草菜、金针菜，为百合科草本植物萱草、黄花甘草等的花苗。我国许多地区均有栽培，夏季采花，晒干用，或用鲜品。黄花菜味甘性微寒，古人谓其能清烦热，安神志，明耳目，本草著作《本草正义》中说："又火上升，夜少安寐，其效颇著"，可见其安神助眠作用甚好。黄花菜含有维生素A、B族维生素、维生素C和蛋白质、脂肪等成分，对神经衰弱、失眠、头晕等病症疗效尤佳，被誉为"健脑菜"。

近代名医董浩对本品甚为推崇，认为是安神强记的好菜。他认为黄花菜可以以食代药，遇到肝火旺或血虚有热引起的失眠、头痛、眩晕、烦躁、心悸、健忘等症均可应用。我们在临床应用中发现，食用黄花菜确能改善神经衰弱引起的失眠症状，延长其睡眠时间，增强其记忆力，提高工作效率。平时多食黄花菜，还可起到充沛精力、预防失眠的作用。取黄花菜30g，合欢花10g，水煎半小时去渣，加蜂蜜适量，同煎2~3分钟即成，睡前饮服，治虚烦不安，闷闷不乐，夜不成眠。

22. 茯苓

茯苓是多孔菌植物茯苓的干燥菌核。茯苓味甘性淡平，具有宁心安神益智、健脾渗湿利水的功效。早在2000多年前的《神农本草经》中就指出茯苓："久服安魂魄养神，不饥延年"，并将其列为上品。茯苓含β-茯苓聚糖、乙酰茯苓酸、茯苓酸、3β-羟基羊毛甾三烯酸、树胶、蛋白质、脂肪、卵磷脂、葡萄糖、组氨酸、胆碱、蛋白酶等多种营养成分。药理研究发现茯苓有镇静、降血糖、抗癌作用，能强心、提高机体免疫功能等。失眠患者食用茯苓时，可煮粥，可泡茶，可研粉做成糕点。取茯苓100g，沉香25g，共研为细末，炼蜜为丸，睡前人参汤送服6g，能养心安神。茯苓去皮，加白酒适量浸泡，2周后滤出清液，每次服10ml，可治失眠。茯苓和芝麻等份，加适量蜂蜜制为丸，睡前每次服10g，能促进安睡，防治老年性痴呆。总之，食用茯苓制品，可改善失眠症状，尤其是中老年人，食用茯苓，令人精神安定，睡眠平稳，改善大脑功能。

23. 麦冬

麦冬是百合科植物沿阶草的块根，味甘性凉，具有清心安神、养阴润肺、益胃生津的功效。多用于治疗心烦失眠、健忘惊悸、头晕眼花等症。麦冬入心养心，又能养阴生津，擅清虚热，定神志。阴津充，虚热去，心神可得安和，是值得失眠患者一试的食疗佳品。

麦冬含有多种甾体皂苷，还含有氨基酸、维生素A、葡萄糖等营养成分。药理研究发现，麦冬有扩张冠状动脉、降低血糖、提高机体网状内皮系统吞噬功能等作用。取麦冬50g，加清水煎，每日服2次，可治疗失眠、心悸、健忘等症。又取麦冬50g，黄连15g，共研为细末，和蜜为丸，每于饭前服下，可治疗虚热上攻、心烦不寐、心神不宁、健忘多梦等症。

失眠患者应如何正确选用药膳？

中医理论认为，失眠症状的发生，主要与气血阴阳失和、脏腑功能失调，以致心神被扰、心脾不足、心肾不交有关；或因体质虚弱、心虚胆怯所致。因此，主张应用平肝清火、健脾养心、滋阴补肾、安神定志的药和食物。药膳是指应用具有药性的食物及药物，经过烹调成菜肴以防治疾病的一种治疗方法。药膳不仅能防病治病、增强体质，更能改善睡眠障碍者的诸多症状。睡眠障碍患者在决定使用药膳时，一定要咨询专业的医生，了解药膳的特点，遵循药膳的使用原则，才能有的放矢地施膳，达到有效的防治目的。

（1）按照季节气候变化予以进补。一年四季气候变化较大，而人体对四季的变化有明显的反应，如果人体不能很好地适应气候变化则易致严重失眠。因此，在运用药膳进补时也要注意到这一点。古医学家提出了"四季五补"的理论，即升、清、淡、平、滋。

（2）按照不同年龄辨证施治。药膳的针对性是很强的，一般要根据失眠患者不同年龄和不同的健康状况来使用药膳。如年老体弱的失眠患者，多处于心血管功能衰退时期，容易出现动脉硬化、冠心病、原发性高血压、脑血栓等，使失眠久治难愈。在使用药膳时，宜多配一些高蛋白、低脂肪、低胆固醇和易消化的食物，这样不仅能有效地防治心脑血管疾病的发生，也有益防治或改善失眠。

（3）按照不同疾病辨证施治。使用药膳时，要考虑到失眠患者不同年龄、不同健康状况和不同季节的因素，更重要的是应根据不同疾病而致的失眠来使用药膳。要对症下药，才能达到防治失眠之目的。

目前，治疗失眠的药膳有多种，应该到有经验的中医医生处根据具体情况进行咨询和指导配制。

如何预防老年人睡眠呼吸暂停症状？

老年人睡眠时应行右侧卧位，可以减轻舌根后垂，保持呼吸道通畅；睡眠时胸前不要压过多的衣被，以免影响胸廓的呼吸运动。白天应减少体力活动和劳动，以免夜晚睡眠过沉。

如何防治女性更年期失眠？

女性45~55岁处于由生育旺盛的性成熟期逐渐向老年过渡的转折阶段，即更年期阶段。在这个时期，由于卵巢功能退化，雌激素和孕酮分泌减少，垂体促性腺激素增多，造成神经内分泌一过性失调，出现月经紊乱、性生活能力下降、内分泌功能失调、自主神经功能紊乱，加上心理和社会因素等诱因，容易使人产生更年期精神神经系统方面的异常，如抑郁症、焦虑症等，从而导致失眠的产生。严重者可整夜反复出现觉醒，无法一觉睡到天亮。更年期失眠是女性更年期最突出的困扰症状，不仅可加重原有的其他症状，更容易引起心理障碍，应该引起高度重视，应积极采取正确、有效的防治措施，减少由于生理变化所导致的睡眠困扰。

（1）保持健康的心理状态。正确认识更年期的心理变化和生理变化，积极排除紧张、消极等情绪，自我心情放松。少数女性由于自己不能够认识到更年期的生理变化，进而焦虑不安、忧心忡忡，出现抑郁等心理精神障碍，此时去咨询心理医生应该是最好的选择。通过医生的心理指导，协助药物治疗，安全度过更年期，失眠症状自然会缓解或消失。

（2）积极参加自我保健活动。部分更年期女性仍然忙于工作和照顾家庭，这就需要在工作、家务之余，安排好自己的业余生活，积极参加有益的活动，如唱歌、跳舞、绘画、郊游、美容、烹饪等，陶冶情操，保持心情舒畅，尽量缓解更年期的压力与紧张，确保平稳地度过更年期。

（3）药物治疗。少数失眠症状严重、影响工作、学习和生活者，需要借助药物进行治疗。治疗更年期失眠的药物有镇静催眠药、抗焦虑药、抗抑郁药、雌激素及调节自主神经功能的中药。患者必须在专科医生的指导下正确选用以上药物，否则容易因用药不当而引发其他疾病。更年期女性因缺乏黄体酮的保护作用，患睡眠呼吸暂停综合征的几率升高，可引起失眠或白天嗜睡等现象。因此，失眠症状严重者，可采用雌激素替代疗法。中医中药对防治更年期失眠也有较好的疗效，不但治标（失眠），还可治本（更年期内分泌紊乱）。

（4）适宜的饮食调养。①糯麦灵芝粥。糯米50g，小麦50g，灵芝50g，白糖30g，加水3碗，文火熬粥服用。②合欢花粥。合欢花干品30g，糯米50g，红糖适量，入砂锅加水，文火熬粥，每晚睡前1小时温热顿服。③甘麦大枣汤。炙甘草10g，小麦50g，红枣30g，加水适量煎煮成1碗，分2次服。

（5）白天尽量减少咖啡因、乙醇的摄入。

睡眠卫生知识量表自测定法是什么？

本量表用于了解您对这些白天行为对睡眠质量或数量影响的意见，表6-1中列出每个行为对晚上睡眠的影响程度。在每项选择一个最符合您的情况的数字，1、2、3是指对睡眠有帮助的程度，4表示对睡眠无影响，5、6、7是指对睡眠干扰的程度。

表6-1　睡眠卫生知识量表

项目	对睡眠有帮助			对睡眠无影响	干扰睡眠		
	非常	中等	轻微		轻微	中等	非常
白天睡午觉或打盹	1	2	3	4	5	6	7
上床睡觉时感到饥饿	1	2	3	4	5	6	7
上床睡觉时感到口渴	1	2	3	4	5	6	7
每天抽烟超过1包	1	2	3	4	5	6	7
定期服用催眠药物	1	2	3	4	5	6	7
睡觉前2小时内剧烈运动或活动	1	2	3	4	5	6	7
每晚要睡同样长的时间	1	2	3	4	5	6	7
睡觉前设法使自己放松	1	2	3	4	5	6	7
晚上食用含咖啡因的饮料或食物	1	2	3	4	5	6	7
下午或傍晚锻炼身体	1	2	3	4	5	6	7
每天在同一时间醒来	1	2	3	4	5	6	7
每天在同一时间上床	1	2	3	4	5	6	7
晚上喝酒（3杯啤酒或其他酒）	1	2	3	4	5	6	7

如何用阿森斯（Athens，AIS）失眠量表进行自我评定

　　AIS失眠量表主要用于睡眠障碍的自我评估。对于下列问题，如果在过去1个月内每星期至少发生3次，就在相应的自我评估结果项目上打"√"。评分标准，如果总分小于4分为无睡眠障碍，总分在4~6分为可以失眠，总分在6分以上为失眠。总分范围为0~24分，得分越高，表示睡眠质量越差。

表6-2 自我评定失眠量表

序号	项目	评分情况
1	入睡时间（关灯后到睡着的时间）	0.没问题
		1.轻微延迟
		2.显著延迟
		3.延迟严重或没有睡觉
2	夜间苏醒	0.没问题
		1.轻微延迟
		2.显著延迟
		3.延迟严重或没有睡觉
3	比期望的时间早醒	0.没问题
		1.轻微延迟
		2.显著延迟
		3.延迟严重或没有睡觉
4	总睡眠时间	0.没问题
		1.轻微延迟
		2.显著延迟
		3.延迟严重或没有睡觉
5	总睡眠质量（无论睡多长）	0.没问题
		1.轻微延迟
		2.显著延迟
		3.延迟严重或没有睡觉
6	白天情绪	0.没问题
		1.轻微延迟
		2.显著延迟
		3.延迟严重或没有睡觉
7	白天身体功能（体力和精神，如记忆力、认识和注意力等）	0.没问题
		1.轻微延迟
		2.显著延迟
		3.延迟严重或没有睡觉
8	白天思睡	0.没问题
		1.轻微延迟
		2.显著延迟
		3.延迟严重或没有睡觉